난임은 희망의 메시지

나는 난임이다

원인불명의 난임부터 고령임신,
그리고 쌍둥이 출산까지

TO **GEM**

개정판

난임은 희망의 메시지

나는 난임이다

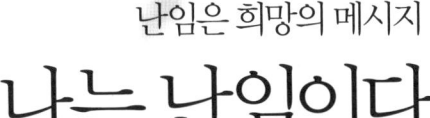

원인불명의 난임부터 고령임신,
그리고 쌍둥이 출산까지

윤금정 지음

임신·출산 부문 베스트셀러 | 난임·산과 전문의 강력 추천 | 서평단 추천 예비부모 필독서

MAXMILLIAN BOOK HOUSE

'난임'이란 말은
곧 사라질 것이며
아이를 준비하는 과정으로
자연스럽게 인식될 것이다.
더 이상 주변에 쉬쉬하며
괴로워할 일이 아니라
임신을 위한 당연한 과정 중 하나로
받아들여지게 될 것이다.

글을 열면서

『나는 난임이다』 개정판을 내면서 | 난임이 아니라고 생각하는 사람들을 위해 쓴 글 | 나는 난임이다 | 아기는 언제 가질 거예요? | 더 어려운 길을 선택할 필요는 없습니다 | 그 많은 장벽을 넘어 비로소 엄마가 되기까지…

『나는 난임이다』 개정판을 내면서

'난임'이란 말은 곧
'사어(死語, dead term)'가 될 것이다

『나는 난임이다』를 초판으로 낸 것이 불과 2년여 전이다. 그때만 해도 책에서 '불임클리닉', '불임과'라고 명시해도 사람들이 그렇게 큰 거부감 없이 이 책을 읽었다. 하지만 해가 갈수록 불임이란 말은 찾기 힘들어지고 거부감 있게 받아들여졌다. 더 이상 불임클리닉이란 말은 찾기 어렵게 되었으며 불임병원, 불임클리닉은 난임병원이나 희망을 상징하는 이름들로 바뀌었다. 불과 2년 동안의 변화이다. 불임이란 말은 더는 쓰지 않는 추세이다.

이것은 무척 반가운 이야기이다. 왜냐하면, '불임'이란 단어에는 희망이 없다. 반면에 '난임'이란 단어에는 희망이 있다. '난임'은 단지 아이를 갖는 것이 어려울 뿐이지 아이를 가질 수 없는 '불임'이 아니기 때문이다.

개정판을 내면서 '불임클리닉'을 모두 '난임병원'으로 바꾸었다. 그러나 얼마 가지 않아 '난임'이란 말도 곧 사라질 것이다. 왜냐하면, 사회에서 '난임'이라는 것은 너무나도 당연시될 것이니까.

실제로 2018년 보고된 보건사회연구원 자료에 따르면 유배우 여성의 난임 진단율은 52.1%로 2015년의 조사결과(37.1%)와 비교했을 때 15%나 증가했다고 한다.[1] 불과 2년 만에 난임 진단율이 37.1%에서 52.1%에 육박했다는 소리다.

거기에 2018년도 난임으로 진단받은 대상자는 여성 16만 명, 남성 8만 2천 명으로, 2004년 기준으로 할 때 그동

---

[1] Lee SY, Kim EJ, Park JS, Byun SJ, Oh M, Lee SL, et al. The 2018 national survey on fertility and family health and welfare. Sejong: Korea Institute for Health and Social Affairs; 2018 Dec. Report No.: Policy Report 2018-37. 51p.

안 여성은 1.5배 증가한 반면, 남성도 3.7배 증가하였다. 특히 2018년 남성 난임 진단자 수가 전년보다 약 25% 증가하였다고 한다.[2]

이렇듯 난임은 더 이상 여성에게만 해당하는 말이 아닌 남성에게도 해당하기 시작했으며, 난임에 해당하는 인구는 해마다 빠르게 늘어나고 있다. 결국, 앞으로 부부 사이에 있어 '난임'은 너무나 당연시 여겨져 곧 없어질 단어가 될 것이다.

현대 여성은 남성 못지않게 일하고 수많은 스트레스와 업무 그리고 알게 모르게 많은 환경호르몬에 노출되어 있다. 이런 것이 몸에 축적되고 결혼 연령이 높아지면서 아이를 갖는 과정은 결코 쉬운 일이 아니게 되어 버렸다.

지금처럼 복잡한 현대 사회에 여성으로 살아간다는 것, 사회 활동에 공격적으로 뛰어들면서도 동시에 생식적으로 아기를 정상적으로 가져야 한다는 것은 절대 쉽지 않은 일임을 모두가 당연하게 인식해야 할 것이다.

---

[2] 황나미 외 8명. 난임치료 확대 등 난임 지원을 위한 실태 및 제도 개선 방안. 보건복지부 한국보건사회연구원. 정책보고서 2019-28. 5p.

임신과 출산에 대한 패러다임은 지속해서 변화할 것이다. 과거에는 집에서 아이를 낳았지만, 지금은 병원에 가서 출산하는 것이 당연한 것처럼 말이다. 임신하려면 반드시 병원에 다니는 것이 너무나도 당연할 날이 곧 올 것이다.

'난임'이란 말은 곧 사라질 것이며 아이를 준비하는 과정으로 자연스럽게 인식될 것이다. 더 이상 주변에 쉬쉬하며 괴로워할 일이 아니라 임신을 위한 당연한 과정 중 하나로 받아들여지게 될 것이다.

아마도 우리 쌍둥이 딸들이 임신을 계획할 나이가 될 즈음에 이 책을 읽게 된다면 "엄마, 난임이 뭐야?", "임신하려면 당연히 병원 가야 하는 거 아니야?", "요즘 다들 하는 시험관이 그렇게 힘들었어?" 이렇게 이야기하지 않을까?

또한, 개정판에는 실제 통계적인 난임 관련 수치들을 더 추가하였다. 누구는 이렇더래 아니면 저렇더래? 라는 이야기보다는 난임과정을 더 정확하게 파악하고 현명한 판단을 내릴 수 있도록 최대한 과학적인 통계자료를 전달하는 것이 난임을 빨리 극복할 수 있는 현명한 길이라고 생각해서이다.

초판 『나는 난임이다』가 베스트셀러가 되기까지 많은 독자들의 관심과 사랑이 있었는데 그중 독자들의 솔직담백한 서평들이 많은 공헌을 하였다. 그래서 개정판에는 독자들과 함께 나누면 좋을 만한 우수 서평들도 추가하였다.

마지막으로 나의 난임치료 여정에 종지부를 찍어 주시고 더불어 나의 친동생까지 쌍둥이를 가질 수 있도록 진료해 주신 궁미경 교수님의 소중한 추천사와, 고령임신의 하루하루의 조바심 나는 출산과정을 마지막까지 걱정 없이 함께해 주신 권자영 교수님의 추천사까지 함께할 수 있어서 진심으로 감사드린다.

난임이 아니라고 생각하는
사람들을 위해 쓴 글

아이러니하게도 『나는 난임이다』는 난임이 아니라고 생각하는 사람들을 위해 쓴 글이다.

자신이 난임이라고 생각하지 않고 난임과정을 더 힘들게 만드는 사람들을 위한 책이다. 나는 나 스스로 난임이 아님을 계속 부인하다 황금 같은 타이밍을 흘려버리고 더 지치게 했던 경우다. 결국 난임이란 것은 당연하기에 과정을 더 힘들게 만들 필요가 없다는 것이다.

'나는 난임이다'라는 제목이 너무 직설적이고 파격적이라 고민이 많았다. 하지만 또 이만큼 이 책을 잘 표현해 낼 문장이 있을까 싶기도 하여 밀어붙이게 되었다.

  그럴듯한 위로나 덮어놓고 마냥 잘될 거라는 위로는 당장 마음을 달랠 임시방편일 뿐이다. 나 역시 그랬으니까.

  이 책은 '나는 난임이다'란 이 제목을 보면서 '나는 해당이 없어. 지금 별로 노력도 안 하는데. 조금만 더 신경 쓰면 자연임신이 될 수 있어'라고 생각하며 주위의 온갖 임신 성공담에 안도하고 있는 사람들에게 권하고 싶다. 그런 사람들의 이야기가 나의 임신과정을 도와주는 것은 결코 아니다. 말 그대로 나를 안심시키는 것일 뿐. 문제의 해결은 그 문제를 인정했을 때부터 시작된다는 것이 나의 이야기의 골자이다.

나는 난임이다

'난임'이란 말은 언제 깨질지 모르는 얇은 유리그릇 같은 여성의 예민하고도 민감한 심리까지 반영된 단순하지만 복잡한 단어이다. 그래서 책 제목으로 직설적인 이 말을 쓰기까지 꽤 조심스러웠고 조금의 용기가 필요했다.

나는 시험관으로 쌍둥이 출산에 성공했다. 그래서 과거에는 인정하고 싶지 않았던 내가 난임이라는 사실이 더 이상 중요하지 않게 되었다. 하지만 아기를 갖기까지의 과정을 경험하면서 '나 자신이 난임임을 인정하는 것'이 얼마나 중요한 것인가를 말하고 싶었다. 결국, 아이를 갖게 되면 내가 과거에 난임이었건 아니었건 모두 중요하지 않게 되어 버린다. 아이러니하게도 인정하고 싶지 않은 현실을 인정하는 것이 아이를 갖게 되는 가장 빠른 방법이 된다.

육체적인 방황과 더불어 정신적인 방황은 나의 이 길다면 길고 짧다면 짧은 수년간의 난임 일기들의 골자다. 육체적으로도 물론 힘들었지만 가장 힘들었던 것은 내가 '자연적으로 임신을 할 수 없다'는 사실을 인정하는 것이었는데 솔직히 나 스스로가 그것을 부인하고 있다는 사실조차도 몰랐다. 난임병원에 방문하기 전에 계속되는 자연임신의 실패 그리고 난임병원에 가서 난임 진단을 받았음에도 불구하고 의사의 말을 부인하고 '자연임신이 될 수 있겠지' 하는 생각 때문에 흘려보낸 소중한 시간. 그 때문에 몸과 마음이 더 지쳐 버리게 되었다.

최대한 빨리 몸과 마음이 지치기 전에 객관적이고 과학적인 난임치료의 도움을 받는 것이 임신에 도달하는 가장 좋은 방법이라 생각한다. 그리고 그렇게 결정하게 되기까지 가장 중요한 것은 나 스스로가 내 몸이 '난임'이라고 인정하는 그 순간이라는 것이다.

'이번 달에는 자연임신에 아마도 성공할 수 있을 거야', '이번엔 느낌이 좋아' 등 이러한 생각들 때문에 매달 피 말리는 사이클이 시작되었으며 계속되는 실패에 정신적으로 황폐해졌다. '누구누구는 이것저것 시도하다 마음을 놓으니 자연임신에 성공했대' 이러한 전래동화 같은 이야기만 듣고 의사의 신빙성 있는 진단은 한쪽 귀로 듣고 한쪽 귀로 흘려버렸다. 심지어 병원에서 과배란이나 인공수정 등을 진행하면서도 나는 내가 난임이라는 것을 인정하지 않았고 자연임신이 될 거라는 희박한 희망에 정신적으로 더 많은 의존을 하였다. 그리고 매일 마음을 편히 가지려고 명상함과 동시에 진정 가슴 깊은 곳에서는 마음을 졸이면서 초조해하였다.

출산율이 갈수록 저조해지고 있는 것을 본다면 여성의 생식기능은 점점 더 아기를 갖지 않는 쪽으로 진화되고 있는 것이 아닐까? 우리는 난임이 더 이상 인정하기 힘들거나 죄의식을 느낄 만한 문제가 아닌 난임이 될 수밖에 없는 환경에 있다는 것이다.

그래서 다시는 돌이키고 싶지 않은 그 암울한 경험 속에서 내가 찾은 하나의 답은 주위에서 뭐라 한들 아기를 갖기 위해서는 '나는 난임이다'를 빨리 인정하자는 것이다. 그리고 우리의 운명을 "누구누구는 그랬더래"라는 말에 의존하지 말고 객관적이고 과학적으로 내가 어떤 상태에 있는지를 보고 극복하도록 노력하자는 것이다.

아기는 언제 가질 거예요?

결혼하면 으레 사람들이 물어보는 질문이 있다. "아기는 언제 가질 거예요?" 나와 내 남편은 이 질문을 거의 10여 년 동안 들어 왔다. 그럴 때마다 우린 "글쎄요"라고 말하면서 그냥 넘겨 버렸다.

오랜 결혼생활 속에서도 아이를 낳고 싶다는 바람보다는 '우리 생활에 아이가 있으면 모든 것이 완전히 바뀌어 버리고 감당할 수 없을 텐데' 하는 걱정과 두려움이 더 큰 채로 살아가고 있었다. 그러면서도 스스로를 굉장히 건강하다고 믿고 있었기 때문에 우린 서로 마음만 먹으면 언제든지 아이를 낳을 수 있다고 생각했다.

 이후 우리는 아이를 맞이할 나름의 완벽한 준비를 끝내고 아이 갖기를 시도하였다. 10여 년이 넘는 결혼생활로 다져 놓은 부부관계 그리고 함께 키워 온 성숙한 경제관념 그리고 일하면서도 아이를 키울 수 있는 집. ㅡ오래된 단독주택을 다 헐어 위층은 거주 공간 그리고 아래층은 사무실로 완벽하게 개조했다. '아이를 위층에서 키우면서 아래층에서는 일하겠다'라는 나의 염원이 고스란히 반영된 집이었다.ㅡ 아이 맞이 준비는 완벽하게 끝냈다. 그런데 아이는 오지 않았다.

 난임에 대한 나의 병명이 구체적이거나 내가 더 늦은 나이에 임신을 시도하였다면 이런저런 시도를 하지 않고 시험관을 바로 하지 않았을까 싶다. 나는 의사마다 진단명도 달라서 어떤 의사는 바로 시험관을 하자고 하고 어떤 의사는 자연임신을 시도하라고 말할 만큼 증상이 뚜렷하지 않은 원인불명의 난임을 겪고 있었다. 나 자신이 건강하고 아직은 젊다고 생각하였지만 막 고령임신에 해당하는 나이 즉 37세부터 임신을 시도했으며, 이런저런 시도 끝에 결국 40세가 임박해서야 초조하고 절박한 마음으로 시험관에 들어갔다.

솔직히 결과는 없고 과정만 수년간 지속되다 보니 나에게 임신이란 것은 정말 어려운 것이 되어 버렸다. 임신을 시도하는 중에 가장 힘들었던 소리는 "임신하는 것 어렵지 않아", "임신이 되었는지도 몰랐어", "마음을 편하게 하면 금방 생겨", "어떻게 하다 보니까 생겼어"란 말들이다. 임신하는 것에 대해 '저절로', '쉽게', '우연히' 등으로 수식하는 표현들은 고스란히 상처가 되어 왔다.

임신이 다른 사람들에게는 이토록 쉬운 것인데 왜 나에게만 힘든 것일까? 어디를 가더라도 임신한 여자들이 보였다. 임신한 사람들이 저렇게나 많은데, 저 사람들은 모두 이렇게 힘든 과정을 거쳐서 임신한 것일까? 유명 연예인들의 속도위반 소식들은 왜 그렇게 많이 들리는지…. 상대방에게 쉬우면 쉬울수록 왜 나한테만 이렇게 어려운가에 대한 그 심리적 중압감은 참 견디기 힘들었다. 왜 남들은 다 쉽게 하는데 나만 못할까? 저 임신한 사람은 정말 전생에 나라를 구한 것일까?

나는 '마음을 편히 가져라, 그러면 아기가 생긴다'라고 쓰지 않았다. 왜냐하면, 나조차도 어떻게 해야 마음을 편히 가질 수 있는지 몰랐고 지금도 모르기 때문이다. 무엇을 간절하게 원하는 사람의 마음을 비우거나 편히 갖는 것이 어떻게 가능한지 모르겠다.

내가 쓴 내용은 원인불명의 난임을 겪으면서 임신을 시도한 나의 이 예민한 반응들과 의사들을 찾아다니면서 범했던 심리적 오류들을 담았다. 그리고 어떻게 해야 현명하게 의사를 선택할 수 있는지와 시험관과 고령임신, 그리고 출산까지 한시도 방심할 수 없는 그 순간들에 대한 것이다.

이 글은 결혼하고도 서로 일하느라고 정신없는 나날을 보내다가 또는 결혼을 늦게 해서 가임기의 나이를 넘겨 버렸지만 그래도 건강하다고 믿고 자연임신을 시도하려고 하는 사람들을 대상으로 했다.

그들이 몸에 아무 이상이 없다고 생각하고 검사해도 별다른 특이사항이 없지만 왜 임신이 안 되지? 하면서 고민하고 괴로워하며 중요한 시간을 계속해서 낭비하고 심신이 지치면서 부부 사이조차 피폐해지는 그러한 오류들을 최대한 범하지 않도록 도움이 되고자 쓴 글이다.

또한, 난임을 극복하는 과정이 이렇게 힘든데 왜 난임에 관해서 쓴 글이 없을까 항상 답답했다. 아마도 난임을 경험하고 있는 많은 사람이 나뿐만 아니라 병원에서 한 스텝 한 스텝 진행할 때마다 인터넷에 폭풍 검색을 하고 있을 것이다. 나도 '남들은 어떻게 하는지', '그 경과와 결과가 어떤지', '내가 맞는 길을 가고 있는지'와 같은 질문이 수도 없이 쏟아질 때마다 인터넷에 들어가서 검색하고 또 검색했다. 특히나 남들이 어떤 과정을 거쳐서 임신에 성공했는지 또는 실패했는지가 왜 그렇게 궁금했는지 모른다.

인터넷을 집요하게 검색하면서도 '이렇게 강박관념이 크면 클수록 임신에 대한 절실함이 커지고 절실함이 커지면 맘이 편해지지 않기 때문에 임신에 대한 확률이 떨어지면 어떻게 하나'라고 걱정했다. 하지만 그러면서도 임신과정에 대한 여러 글을 검색해 보았었다.

난임에 관한 책들은 찾기가 어려울 뿐만 아니라 한계가 있다. 육아서적 그리고 임신이 된 이후에 관한 책들은 그렇게도 많은데 정말로 간절한 이 순간에 지침이 되는 책이 없어 실망할 때가 많았다.

나의 결혼 기간은 길지만 어떻게 본다면 '몇 년간 고생했다고 난임이라고 할 수 있나'라고 생각할 수도 있다. 그것은 정말 어느 기준에서 보느냐에 따라 달라질 수 있다. 시험관을 벌써 5, 6회 아니 그것보다도 더 많이 시도하였는데 여전히 임신이 안 되는 사람에게는 이 글은 별다른 도움이 되지 못할 것이다.

나의 경우는 과배란, 인공수정을 거쳐 시험관 두 번째에 쌍둥이 임신에 성공한 사례다. 그래서 더 많이 시도하고 있는 사람들의 정신적 육체적 고통에 비교한다면 나의 경우는 그리 큰 고생이라 하기도 그렇다. 그러나 이렇게 실패한 사람들도 나의 과정을 보면서 무엇이 잘못되었는가에 대한 도움을 얻을 수 있다면 더없이 고마울 것이다.

나는 지금 무럭무럭 자라고 있는 쌍둥이의 엄마이다. 솔직히 하루가 어떻게 지나가는지도 잘 모를 정도이다. 아이들을 재우면서 정신없이 같이 곯아떨어질 때가 한두 번이 아니지만 두 아이를 품에 안을 때 드는 그 행복은 세상에 내가 알고 있는 그 어떤 단어로도 표현할 수 없다. 이 글은 아이를 낳고 난 후부터 만 5년간을 계속해서 나 자신을 되새기면서 쓴 책이다. 내가 지금 이렇게 행복한데 하루하루가 끔찍하고 힘들었던 그 시간을 생각하는 것 자체가 고역이었다. 지금도 시험관을 시도하는 부부들의 이야기를 TV에서 스쳐 가듯 보기만 해도 바로 눈물이 난다. 어떠한 감정이입의 시간도 필요 없이 바로 눈물이 난다. 거기까지 가는 과정이 육체적으로나 정신적으로 얼마나 힘든지 알기 때문에 그런 것 같다. 하지만 어쩌면 그러한 어려운 시간이 있었기에 지금의 행복이 더 클 수 있지 않을까 싶다.

 난임을 극복하고 임신하는 것은 정말 힘들다. 그러나 분명 이 힘든 시간은 무한한 가치가 있는 시간이며 절대 포기하지 말아야 한다고 말하고 싶다. 이 인고의 시간을 보내면 당신에게는 반드시 말로 형용할 수 없을 만큼의 행복의 시간이 오며, 이 과정은 충분히 가치가 있다는 것을 말하고 싶다.

추천사

더 어려운 길을 선택할 필요는 없습니다

차의과학대학 차여성의학연구소 서울역센터
궁미경 교수

『나는 난임이다』의 저자는 난임 진단을 받은 후 적극적인 난임치료를 외면합니다. 그리고 4년여간 수많은 시도를 해 본 후, 결국에는 시험관 시술을 통해 아이 갖는 데 성공합니다.

환자들을 진료하다 보면, 『나는 난임이다』의 저자처럼 난임 진단을 받고도 병원에 발길을 끊었다가 뒤늦게야 절박한 심정으로, 다시 치료를 받기 위해 찾아오는 부부들을 많이 경험하게 됩니다.

임신율은 35세부터 낮아지기 시작하여 40세 이후에는 급격히 하강하므로, 이러한 현실은 치료에 임하는 의사의 입장에서는 매우 안타까운 일입니다. 특히, 나이가 많아 하루라도 빨리 적극적으로 난임치료에 임해야 하는데도 오히려 치료에 비협조적인 경우를 보면 더더욱 그렇습니다.

전국 표본조사를 살펴보면, 진단을 받고도 난임치료를 받지 않은 경우가 37.9%이며, 치료를 받다가 중단한 경우가 25%에 달하는 것으로 나타납니다.[3] 이는 많은 커플들이 적극적으로 난임치료를 받지 않고 있다는 사실을 말해주고 있습니다.

물론, 자신이 '난임'이라고 인정한다는 것이 어렵고 치료 방법에 대한 두려움이 있을 것입니다. 그럼에도 전문가와 함께 가장 빠르게 임신할 수 있는 방법을 찾아가는 것이 현명한 선택입니다. 치료를 시작하게 되면, 그 과정에서

---

[3] 황나미 외 4명, 2015년도 난임부부 지원사업평가 및 난임원인 분석 정책보고서. 보건복지부 한국보건사회연구원. 정책보고서 2016-31.

난임을 극복하기 위해 노력하는 많은 사람들을 보고 위로와 격려를 얻을 수 있을 것입니다. 그리고 임신에 성공하고 나면, 난임치료를 받아서 임신했다는 사실은 그렇게 중요한 요소가 되지 않는다는 것을 알게 될 것입니다.

이 책은 아기를 갖고 싶으나 난임치료를 주저하고 있는 커플들에게 중요한 타이밍에 적극적인 난임치료가 왜 필요한지, 얼마나 중요한지를 일목요연하게 설명하고 있습니다. 또한 독자들에게 '난임'이란 단어가 주는 장벽을 잘 넘을 수 있도록 긍정의 메시지를 주고 있다는 점에서 많은 분께 도움이 되기를 바라는 마음으로 이 책을 추천합니다.

추천사

그 많은 장벽을 넘어 비로소 엄마가 되기까지…

연세대학교 의대 세브란스병원 산부인과
권자영 교수

이 책의 저자 윤금정 님을 포함하여 저와 함께하였던 고위험 산모들, 난임을 눈물겹게 이겨낸 산모들을 떠올리며 몇 자 적어 보았습니다.

이 책은 아이를 갖기까지 부부가 함께했던 여정과 고령 임신의 불안감을 고스란히 담은 책입니다. 쉽게 읽히는 반면 과정은 손에 땀을 쥐게 하는 책이며, 결국에는 희망의 메시지를 담은 책입니다. 또한 생명의 탄생을 바라는 부부의 간절함부터 건강한 생명이 탄생하기까지, 그 피 말리는 과정이 담담하게 묘사되어, 임신과 출산의 여정을 다시금 짚어 보고 많은 생각을 할 수 있게 하는 책입니다.

난임이라는 아픔과 좌절, 고위험 임신이라는 두려움과 조바심을 용기와 희망으로 이겨 내어 비로소 '엄마'가 되어 가는 저자의 진솔한 이야기는 마음을 울립니다. 그리고 산과 의사로서 예비 엄마들의 기다림과 준비의 시간을 응원하고 건강한 출산까지 든든한 버팀목이 되어 드려야겠다고 다시 한번 다짐하게 만듭니다.

이 한 권 희망의 메시지가 난임부부들에게 힘과 위로가 되길, 그분들이 난임을 극복하고 '아이'를 품에 안게 되는 소중한 행복을 누리시길 소원합니다.

| 목 차 |

글을 열면서

『나는 난임이다』 개정판을 내면서 · 9
—— '난임'이란 말은 곧 '사어(死語, dead term)'가 될 것이다

난임이 아니라고 생각하는 사람들을 위해 쓴 글 · 14

나는 난임이다 · 16

아기는 언제 가질 거예요? · 20

추천사 더 어려운 길을 선택할 필요는 없습니다 · 27
차의과학대학 차여성의학연구소 서울역센터 **궁미경 교수**

추천사 그 많은 장벽을 넘어 비로소 엄마가 되기까지… · 30
연세대학교 의대 세브란스병원 산부인과 **권자영 교수**

1장 아이를 갖자고 마음먹은 순간부터

왜 아이를 갖고 싶은가? · 39

아이를 기다리는 과정이 주는 가치 · 43

자연임신의 꿈을 안고 · 46

산전검사 · 49

난임병원의 첫 방문 · 51

2장 왜 나만 안 되는 것일까?

정말 자연임신이 안 되는 이유가 무엇일까? • 59
—— 의사들이 진단한 나의 상태

환경호르몬의 영향? • 65
—— 고령임신 그리고 원인불명의 난임

난임 관련 한의원 방문 • 70

마음을 비우라고? 이 말은 고문이다 • 73

왜 시험관 시술에 대해 마음먹는 과정이 힘들었는지? • 77

3장 아기를 갖는 과정에서 생기는 여러 가지 질문들

일을 해야 하는가 말아야 하는가? • 87
—— 일을 하면서 난임치료를 병행할 수 있을까?

운동은 해야 하나 말아야 하나? • 94
—— 어떠한 운동이 좋은 운동인가?

임신 테스트기의 판독 결과 • 100
—— 어떤 임테기가 좋은가?

배란 테스트기의 사용 • 103

기초체온 재는 것이 이렇게 힘들었나? • 105
—— 기초체온을 꼭 재야 하나?

임신이 안 될 때,
주변 사람들과의 관계를 어떻게 유지해야 하나? • 108

난임을 겪으면서 진행되는 희망고문 • 112
—— 우울증, 어떻게 극복할 수 있을까?

인공수정 • 114

4장 어떤 의사가 좋은 의사인가?

의사에 대한 정신적인 의존도 · 121

좋은 의사와의 만남 · 123
—— 나와의 타이밍

의사와의 나쁜 기억 · 129
—— 초조함이 부른 섣부른 선택

유명한 G 의사와의 만남, 그리고 첫 번째 시험관 진행 · 135

갑작스런 담당 의사의 부재 · 143
—— 다른 의사의 다른 진단

나에게 좋은 의사인지 어떻게 알 수 있을까? · 147

5장 시험관 시술에 들어가면서

시험관 시술을 진행하면서 · 155
—— 과연 시험관 시술의 성공 확률은 얼마나 되나?

두 번째 시험관 시술 · 161

너무도 간절한 것이 이루어졌을 때 · 163

몇 개의 배아를 이식해야 하나? · 170
—— 세 개의 배아 이식과 착상

고령임신의 위험 · 175

출산까지의 노력 · 181

6장 회상

시험관을 과연 해야 하는가? · 189

힘들다, 그렇지만 희망이 있다 · 193

자연임신이 가능한 사람과 그렇지 않은 사람 · 197

| 나에게 다시 선택권이 있다면? | • 200 |

── 젊었을 때 쉽게 임신을 할 것인가?
　　아니면 힘들어도 나이 들어서 임신을 할 것인가?

| 남편의 회상 | • 205 |

글을 마무리하면서

| 아이를 키우는 자격이 필요할까? | • 211 |
| 마무리 | • 213 |

서평 모음

| 아이의 탄생은 누구를 위한 것일까? | • 221 |

── '솔직한 산토스'

| 왜 내가 시험관 시술을 극도로 두려워했던가 | • 228 |

── '보리의 깨알 이야기'

| 임신에 대해서 진지하게 생각하고 있는 분들에게 권합니다 | • 231 |

── 'Hanari'

| 난임을 극복할 수 있는 정말로 절실한 책 | • 235 |

── '예예어뭉'

| 불편하지만 극복할 수밖에 없는 이야기 | • 237 |

── '날마다 한걸음'

| 난임을 겪는 부부의 가려운 곳을 시원스레 긁어 준 책 | • 240 |

── '블루문'

| 난임 극복 과정 공유, 위로와 희망의 메시지 되다 | • 243 |

── 출판사 서평

표지 작가 소개 • 249
참고자료 • 251

나는 그때 이미

해결할 방법을 제안받았고 알고 있었지만
나는 내가 쉽다고 생각하는
편한 길로 가기를 원했고
그 편한 길을 통해서
내가 원하는 것을 얻기를 바라고 있었다.

1장

아이를 갖자고
마음먹은 순간부터

왜 아이를 갖고 싶은가? | 아이를 기다리는 과정이 주는 가치 | 자연
임신의 꿈을 안고 | 산전검사 | 난임병원의 첫 방문

왜 아이를 갖고 싶은가?

결혼 초반에는 이 질문이 굉장히 어려웠다. 결혼생활을 하면서도 계속 그 답을 찾지 못하다가 결혼 10여 년 만에 아이를 갖자고 마음을 먹었다. 우리 둘은 일하느라 너무 바빴고, 결혼은 일찍 했지만, 굳이 아이를 가져야 하나, 좀 더 있다가 가져야지 하며 대수롭지 않게 생각했다. 나 스스로 굉장히 건강하다고 믿고 있었기 때문에 마음만 먹으면 언제든지 아이를 가질 수 있다고 생각했다.

언젠가 「심슨」이라는 미국 만화를 본 적이 있었다. 심슨의 아버지가 자신 아들의 집 밖에서 문을 두드리는데 심슨과 부인, 딸 그리고 아들 모두가 할아버지를 문밖에 세워 두고 모두 집에 없는 척하는 에피소드를 보았다. ―물론 심슨이란 만화는 굉장히 풍자적이고 현실이 지극히 과장된 전형적인 미국 만화이긴 하다.― 나이 든 할아버지를 모두 피하려는 모습을 코믹하게 그린 장면이었는데, 그것을 보고 나도 애들을 낳으면 나의 남편과 아이들을 챙기느라 부모를 챙기는 것이 어려울 것 같았고, 또 내 아이들은 내가 늙으면 본인들이 결혼해서 낳은 아이들만 챙기고 나와 내 남편을 챙기지 않을 것 같은 그러한 사이클이 반복될 수도 있다는 생각이 들었다. 그런 사이클을 반복하느니 '현재 있는 내 남편, 내 부모에게 더 신경을 쓰자. 어차피 내 자식들도 본인들 자식 낳으면 날 배신(?)할 텐데 굳이 내가 이런 사이클을 반복할 필요가 있을까?'란 생각까지 한 적이 있었다. 그러면서 더 이상 아래로 번식하는 것은 아무 의미가 없다고 생각하고 스스로 주어진 것, 즉 남편과 부모님께 충실하게 살자는 생각만 하면서 살았다.

또한, 일하면서 스스로를 챙기기도 힘든 바쁜 하루하루를 보내고 있는데, 우리 이외에 어떠한 것을 책임져야 한다는 게 몹시 두려웠다. 아이에 대한 책임은 몇 년만 지속되는 것이 아니라 아이가 성인이 되기 전까지 지속되며 상황에 따라 무기한 연장될 수도 있다는 생각은 자다가도 벌떡 일어날 정도로 두려웠다.

그래서 감히 바로 실행할 수 있는 용기는 서로에게 없었다. 아무것도 준비가 되지 않은 채 한 사람의 생명을 성인이 되기 전까지 책임져야 하는 이 무한한 책임감은 경제적인 것뿐만 아니라 정신적으로도 너무나도 두려웠다.

솔직히 의미 없는 번식이라는 생각보다도 그런 무한한 책임감에 대한 두려움을 극복하는 데 거의 10여 년이란 시간이 걸린 것 같다. 다시 떠올려 보면 결혼 후 남편과 아이 없이 보낸 이 10여 년의 시간은 서로 지독하게 싸우고 화해하고 사랑하며 또 경제적으로도 정신적으로도 무수히 고생하는 것을 반복하면서 아이를 갖는다는 무한한 책임감을 이행할 수 있는 튼튼한 관계의 기반을 구축하는 기간이었던 것 같았다.

아무리 사랑해서 결혼했지만 결혼하고 둘이 서로 맞춰서 제대로 살기까지 참으로 힘든 과정이었다. 여기에 아기까지 낳았다면 아마 우리가 서로의 튼튼한 기반을 구축하는 과정에 장애가 되었을 수도 있었을 것이다.

 결혼 후 10여 년이 지나자 비로소 아기를 갖자는 생각이 서로에게 아주 자연스럽게 왔으며 임신이 자다가 벌떡 일어날 정도의 일이 아니라는 것을 서서히 깨닫게 되었다. 그렇게 자연스럽게 우리 부부는 아이를 갖고 싶은 마음이 생겼고 무한한 책임감을 감히 감당해 낼 수 있는 준비를 마쳤다고 생각했다.

아이를 기다리는 과정이 주는 가치

여전히 아이에 대한 무한 책임감의 무게는 간과할 수 없는 상황이긴 하지만, 그 무게감을 잊게 해 준 것은 우리 쌍둥이의 존재 그 자체이다. 우리 쌍둥이의 존재로 우리 부부가 얼마나 행복한지는 그 어떤 말로 형용하기가 어렵다.

엄마가 되고 나서 나는 이 세상의 모든 부모가 자식들을 위해 희생한다고 하는 말은 모순이라고까지 생각하게 되었다. 아이를 위해 희생하는 것조차 나에게는 행복이었다. 그냥 아이가 나로 인해 행복해지는 것을 보는 것 자체가 희생이 아닌 나의 행복이었다. 그래서 부모의 '희생'이란 단어는 참으로 조심해서 써야 한다고 생각했다. ―하지만 내가 이런 이야기를 하면 공감을 하지 못하는 사람들도 있었다. 원치 않은 임신이라든지 너무 어려서 아무것도 모를 때 아이를 가진 경우에는 아이에 대한 행복이 아니라 본인의 의무감으로 인해 희생해야 한다는 마음이 더 크게 들 때가 많다고 한다. 물론 그럴 수도 있을 것이다.―

하지만 적어도 아기의 탄생을 위해 준비하고 노력하는 사람들이라면 아이를 간절히 원하는 사람들이지 않을까? 그렇다면 그들에게는 아이를 기다리는 과정이 희생이 아닐 것이다. 물론 과정이 힘들긴 해도 말이다.

이 "희생"이란 말이 무의미해질 정도로 아이를 갖는다는 것은 무한한 행복이다. 정말 원하는 아이를 갖게 된다는 것은 이루 말할 수 없는 행복이기 때문에, 그 과정이 힘들다 하더라도 분명 가치가 있다.

실제로 아기를 키워 보니, 더군다나 쌍둥이를 낳아 두 아이를 한꺼번에 키우니까 예전에 내가 어떤 고생을 하고 이 아이들을 낳았는지에 대한 생각이 없어질 정도로 바쁘고 힘들다. 아기를 갖기까지 이렇게 힘든 절차를 미리 겪었기 때문에 육아에 대한 어려움도 어느 정도 감수할 수 있는 정신력과 의지력을 미리 훈련한 것 같다. 그렇게 본다면 이 어려운 과정에 분명 또 다른 의미가 있을 것이다. 정신적인 훈련을 미리 해 놓은 것과 그렇지 않은 상태에서 힘든 육아를 감당하는 것은 큰 차이 아닐까?

   그만큼 난임치료가 힘들지만, 아기를 맞이하는 나의 심신을 준비한다고 생각하면 그 가치는 무시할 수 없을 것이다.

자연임신의 꿈을 안고

항상 운동과 몸 관리를 철저하게 해온 나는 마음만 먹으면 금방 아기를 가질 수 있다고 생각했다. 임신을 마음먹었을 당시가 37세였기 때문에 막 고령임신에 속하기 시작한 나이였다. 하지만 면역력이 좋아 감기도 잘 걸리지 않았고 운동도 꾸준히 하여 날씬하고 건강한 몸을 유지하고 있었다. 생리도 초등학교 때 시작한 이래로 한 번도 거르지 않고 매우 규칙적으로 하고 있어 아기를 갖는다는 것에 문제가 있을 것이라고는 상상도 하지 못했다. 맘만 먹으면 금방 자연임신이 되리라 믿었지만, 생각만큼 쉽지 않았다.

이것이 이렇게 정신적으로, 육체적으로 스트레스가 될지 전혀 예상하지 못했다.

1년간 한약을 먹으면서 자연임신을 계속해서 시도했다. 아이러니하게도 나보다 한 살이 많은 언니도 고령임신에 속했지만 대략 1년 정도 고생하다가 바로 임신이 되었다. 나는 더 조바심이 나긴 했지만 계속해서 한약을 먹으면서 몸을 따뜻하게 해 주려고 노력하였다.

내 한 달 사이클은 이러했다. 배란 테스트기까지 동원하여 배란일을 정확히 파악하고 관계를 가진 후부터는 걸음걸이 하나하나 굉장히 조심히 했다. 운동은 당연히 하지 않았다. 행여 착상에 방해되지 않을까 하며 뛰는 것은 삼갔고 모든 신경은 내 몸 보호에 초점을 맞췄다. 하지만 생리는 매정하다시피 너무도 규칙적으로 찾아왔다. 이번 달만 하면 더 이상 생리대를 살 필요가 없겠지 생각하며 생리대는 항상 조금씩만 사다 놓았다. 하지만 사다 놓으면 가장 먼저 바닥이 나는 것은 생리대였다.

그래도 굳게 믿고 있었다. 자연임신이 가능할 것이라고. 나보다 나이가 많은 친언니도 성공하지 않았던가? 내가 왜. 어디가 잘못되어서? 특별한 문제도 없고 생리도 이렇게 규칙적인데. 내 몸을 절대적으로 믿고 있었으며 단지 시간이 조금 더 필요할 것이라는 생각만 들었다.

하지만 아무리 노력해도 결과는 똑같았다.

산전검사

　임신하고 난 후 그때 가서 좋은 의사를 찾아 예약하는 것은 힘들다고 해서, 난 임신도 하기 전에 나에게 맞는 산과 의사들을 찾아다니면서 산전검사를 했다. 간염 주사도 미리 맞아 놓았고 자궁암 검사, 빈혈 검사 등 내가 할 수 있는 산전 준비는 모두 미리 끝냈다. ―풍진 주사 같은 것은 주사를 맞고 바로 임신을 하면 안 되기 때문에 오래전에 미리 맞아 놓았었다.―

　또한, 나팔관 이상 여부를 확인하기 위해 조영술도 받았다.

―조영술은 그때 당시에는 하도 아프다는 소리가 많아서 굉장히 겁먹었던 기억이 난다. 하지만 조영술, 그건 정말 임신을 준비하는 초기 단계일 뿐 그 정도의 통증과 무서움은 이후에 겪게 될 일들에 비하면 아무것도 아니었다.―
조영술 결과도 나팔관 두 개 모두 깨끗하였다.

남편도 정액 검사를 받았다. 둘 다 특별 소견 없었기 때문에 "아기 가지고 나서 오세요"란 말만 들었다.

모든 산전검사를 나름 완벽하게 끝내 놓고, 우리 부부는 아기가 오기만을 기다리고 있었다.

난임병원의 첫 방문

 1년 정도 자연임신을 계속해서 시도한 후 아무런 진전이 없어서 난임병원에 처음 방문했다. 자연임신을 시도해서 몇 년간 아무런 진전이 없다면 난임병원에 가야 한다고 한다. 그 당시 나에겐 이름도 생소한 병원이었다.

 내가 처음 방문했을 때 난임병원의 분위기는 매우 조용했지만 심란했다. 그때 나는 나 스스로가 난임병원에 먼저 문을 두드렸다는 것을 심리적으로 인정하지 않은 상태였다. 솔직히 그때까지도 나는 내가 왜 굳이 난임병원까지 가야 하는지 납득하지 못했다. 단지 산과에서는 내가 무슨 문제가 있는지에 대한 구체적인 진단을 내려 줄 수 없으니까 자연임신을 시도해도 임신이 안 되는 이유를 찾고 싶으면 난임병원으로 가 보라 해서 간 것뿐이었다.

나는 앉아 있는 다른 난임 환자들을 보며 '난 심각한 정도가 아니야. 저기 앉아 있는 저 간절한 얼굴, 지친 얼굴의 사람들을 봐…. 난 그 정도로 심각한 상태가 아니라 잠시 뭐가 문제인지 진찰만 하러 온 거야. 난 당신네처럼 그렇게 간절하지 않아'라는 말도 안 되는 우월감(?)이 있었다. 정말 근거 없는 자신감을 가진 채 처음 난임병원에 문을 두드렸다.

내 상태를 진료한 난임과 J 의사는 난임과에서 유명한 의사였다. 내가 난임병원에서 받은 첫 진단은 '자궁선근증[4]'이었다. 의사는 내 자궁이 비대해서 착상에 문제가 있을 수 있다고 했다. 자궁내막증의 일종인데 나의 자궁이 일반인에 비해 많이 비대하며 이것이 난임의 원인인 듯하다는 진단을 받았다. 그리고 의사 선생님은 아이를 갖고 싶다면

---
4 자궁근층 내로 자궁내막 샘조직과 실질조직이 침투하는 질환(서울대학교병원 의학정보)

바로 시험관으로 들어갈 것을 권유했다.

"나이도 꽤 있으시고 결혼생활도 오래 하셨네요. 그런데 여태껏 임신이 한 번도 된 적이 없다는 것은 자연임신이 어려울 수 있다는 가능성이 큽니다. 따라서 시험관 시술을 바로 하는 것이 임신의 가장 빠른 방법일 것입니다."

지금 생각해 보면 그때 의사가 한 말은 정말로 옳은 말이었다. 그리고 만일 그때 그 말을 듣고 바로 시험관을 진행했다면 나의 기나긴 난임치료과정이 일찍 끝났을 것이다. 난 그때 나 자신이 '난임이다'라는 생각을 전혀 인정하지 않은 상태였다. 1년 정도 아무런 진전이 없음에도 불구하고 나는 '난 전혀 문제가 없어', '단지 시간이 조금 더 필요할 뿐이야'라는 착각에 빠져 있었다.

자궁선근증이란 것은 내 친한 지인 중 한 명이 심하게 겪고 있어 이에 대해 잘 안다고 생각하고 있었다. 그녀는 생리가 시작되면 회사조차 나갈 수 없을 정도로 일상이 마비될 만큼 극심한 생리통에 시달렸다. 난 생리통이 아주 미비하거나 심지어 이 미비한 생리통도 요가를 하면서 없어졌기 때문에 의사가 "자궁선근증"이라고 말한 순간부터 불

신하기 시작했다. '난 생리통도 없는데 무슨 자궁선근증?'

거기에다 의사는 나의 나이 38세를 고려해서 비교적 고령에 해당하므로 더 나이가 들기 전에 나에게 맞는 최적의 임신 방법을 '바로' 찾아 주었다. 그런데 문제는 그 '바로'였다.

의사 입에서 '시험관'을 시도하라는 말이 나왔을 때 나는 '충격'에 빠졌다. 솔직히 지금 생각해 보면 '내가 왜 그때 시험관으로 아기 갖는 것에 대해 그렇게 부정적이었었지?'라고 생각할 만큼 이해가 되지 않지만, 그 당시 나의 정신 상태에서는 시험관이란 말이 '충격' 그 자체였다. 아마도 내 몸에 대한 믿음과 자신감이 너무 컸기 때문이 아닌가 싶다.

가벼운 마음으로 간 병원이었지만 청천벽력 같은 진단을 받고 왔다. 그때까지 '시험관'이란 이야기는 나에게 너무나 생소했고 남의 나라 얘기 같았으니까. 계속 드는 생각은 '내가 왜?', '이렇게 멀쩡한데?'라는 것뿐이었다.

그래서 나에게 가장 맞는 답을 찾아 준 J 의사에게의 방문을 뚝 끊어 버렸다. "시험관"이란 말은 내가 나를 너무나 정상적이고 건강한 사람으로 인지하고 있었기 때문에 어떻게라도 받아들이고 싶지 않았고 그 의사 말고 다른 진단을 내려 줄 의사를 찾았다.

그리고 나의 자연임신의 노력은 계속되었다.

잭 캔필드의 『석세스 프린서플』(Jack Canfield, Success Principle)에서 읽은 흥미로운 에피소드가 하나 있다.

어떤 남자가 전봇대 아래에서 무엇인가를 열심히 찾고 있었다. 지나가던 행인이 "무엇을 찾고 계시는지요? 좀 도와드릴까요?"라고 물었더니 그 남자는 "잃어버린 제 열쇠를 찾고 있어요"라고 대답했다. 그래서 행인이 "아, 열쇠를 전봇대 아래에서 잃어버리셨군요"라고 말하자 그 남자는 "아니요. 열쇠는 저의 집 안에서 잃어버렸어요. 집 안은 너무 캄캄하지만, 전봇대 아래는 너무 환해서 여기서 찾고 있답니다"라고 대답했다.

그렇다. 나는 그때 이미 해결할 방법을 제안받았고 알고 있었지만 나는 내가 쉽다고 생각하는 편한 길로 가기를 원했고 그 편한 길을 통해서 내가 원하는 것을 얻기를 바라고 있었다. 내가 찾는 그 열쇠가 캄캄한 집 안에 있다는 사실을 인정하지 않았고 그 캄캄한 곳에서 노력하면서 찾아야 한다는 사실을 오랜 시간 심신이 지치고 나서야 비로소 깨우쳤다.

왜
———————

절실하거나 임신이 되고 싶다고 초조해하면
임신이 안 된다고 생각하고
마음을 비우라고 하는 것일까?
아이를 갖고자 하는 간절함이
정말 임신을 방해하는
중요 요인이 되는 걸까?

2장

왜 나만
안 되는 것일까?

정말 자연임신이 안 되는 이유가 무엇일까? | 환경호르몬의 영향? | 난임 관련 한의원 방문 | 마음을 비우라고? 이 말은 고문이다 | 왜 시험관 시술에 대해 마음먹는 과정이 힘들었는지?

정말 자연임신이 안 되는 이유가 무엇일까?

의사들이 진단한 나의 상태

솔직히 나 같은 경우에는 임신이 안 되는 뚜렷한 이유가 없었다. 나를 진료한 난임과 의사마다 내가 임신이 안 되는 이유를 전부 다르게 이야기했고, 어떤 의사는 인공수정과 시험관 시술을 굳이 하지 않고 계속 자연임신을 시도하면 될 것이라고 했었다. 돌이켜 보면 난임 관련해서 한의원, 난임병원 등 유명한 곳은 죄다 방문해 봤던 것 같다.

우선 정리해 보면 내가 처음 난임병원에 문을 두드렸을

때 만나게 되었던 J 의사는 환경호르몬 등 무수한 이유로 정확한 판명은 어려우나 자궁선근증이 착상을 방해하는 요인이 아닐까 판단하여 시험관 시술을 바로 시행할 것을 진단하였다.

시험관이란 말에 충격을 받고 내가 찾은 같은 병원의 K 의사는 과배란 유도부터 시도하자고 했다. K 의사는 그 당시 나의 상태가 자연임신도 기대해 볼 수 있는 상태라 판단하여 과배란 약과 난포 터트리는 주사를 맞는 과정부터 차근차근 진행하자고 했다.

다른 병원의 P 의사의 경우에는 나의 상태가 다낭성난소증후군이라고 진단하고 몸을 건강하게만 만들면 자연임신이 가능할 것이니 인공수정이나 시험관은 일단 미루는 것이 나을 것이고, 규칙적인 운동을 하며 자연임신이 되기를 기다려 보자고 했었다. 심지어는 해당 병원에서 다낭성난소증후군에 관한 연구를 진행하는데 참여 시 병원비 할인이 되니 거기에 참여하지 않겠냐는 제안까지 하였다.

시험관에 성공한 G 의사도 다낭성난소증후군으로 추정이 되기는 하지만 단정 지어 이야기할 수는 없다고 하셨다. 언젠가 내가 자연임신이 안 되는 이유를 다이어리에 차곡차곡 정리해서 G 의사에게 집요하게 물어봤던 기억이 난다. "자궁 후굴이 많이 되었다는데 그래서인가요?" 또한 내 다이어리에 적어 놓은 3년 치 생리주기까지 분석해서 "이렇게 규칙적인데 어떻게 문제가 있을 수 있나요?", "타 병원에선 자궁이 비대한 선근증 때문에 착상이 어려울 것이라고 하셨는데 그런가요?", "초음파에 다낭성 징후도 보이는데 그것이 이유인가요?" 아주 구체적으로 질문을 했지만 G 의사는 선근증으로 볼 만큼 자궁이 그렇게 비대해 보이지는 않고 단지 다낭성으로 추정이 될 뿐이라는 답변이었다. G 의사는 나와 기초체온조사부터 진행했는데 내 기초체온조사 결과와 초음파를 통해 월경은 규칙적이나 무배란 월경이 있을 수 있다고도 말했다.

진단을 한 모든 의사들이 내가 왜 임신이 안 되는지에 대한 관점과 그에 따른 치료 방법이 다 달랐다. 어떻게 보면 다낭성 때문에 임신이 안 되는 것 같아 보이고, 선근증으로도 보이기도 하고, 또 다 괜찮아 보이기 때문에 더 자연임신을 시도하라고 했다.

그 당시에는 왜 어떤 의사도 정확하거나 동일한 진단명

을 주지 않았고, 어떠한 것이 추정될 뿐이라는 모호한 답변을 줄 뿐인지에 대해 굉장히 회의적이었다. 왜냐하면 이러한 모호한 답변은 내가 언제라도 자연임신이 될 수 있다는 희망의 끈을 내려놓지 못하게 했기 때문이다.

지금 생각해 보면 현대 의학으로는 아직까지도 어떠한 뚜렷한 요인이 없을 경우 '난임' 진단을 명확하게 규명하기가 어렵기 때문에 모두 다른 진단명을 내린 것 같다.

실제 의학적으로 정액검사, 배란기능, 자궁강 및 난관 검사 결과, 의학적 소견상 모두 정상으로 진단되었으나 3년 이상 임신이 되지 않은 경우(단, 여성 연령이 35세 이상인 경우 1년 이상 임신이 되지 않은 경우)를 '원인불명' 난임으로 진단하도록 한다고 한다.[5]

단지 의사가 할 수 있는 최선의 방법은 내가 왜 자연임신하는 것이 다른 사람보다 어려운지, 그리고 자연임신을 방해하는 어떠어떠한 요인들이 있기 때문에 현존하는 어떠한 과학의 힘을 빌려야 결과에 '빨리' 도달할 수 있는지

---

5 황나미 외 8명. 난임치료 확대 등 난임 지원을 위한 실태 및 제도 개선 방안. 보건복지부 한국보건사회연구원. 정책보고서 2019-28. 289p.

파악하여 가이드하고 실행해 주는 것이다.

물론 내가 자연임신을 계속해서 시도했더라면 언젠가는 자연임신이 되었을 수도 있다. 그게 5년이 더 걸렸을지 10년이 더 걸렸을지는 모르지만 말이다. 아니면 영영 안 되었을 가능성도 배제할 수는 없다.

'아기를 원한다'라는 뚜렷한 목표가 있다면 의사와 함께 이 목표에 도달할 수 있는 가장 빠르고 효율적인 방법을 찾는 것이 현명한 답일 것이다.

임신하려고 병원에 방문하는 동안 내가 빠져 있었던 오류는 '아기를 갖는다'라는 목표에 의사와 함께 빨리, 효율적으로 가는 것에 집중하지 않고 '왜 내가 안 되는 것이냐?', '정확한 문제의 원인을 찾아내서 제거해야 내가 임신이 되는 것이 아니냐?'에 집중했었다. 즉 나의 미래가 아닌 과거에 집중해서 앞으로 나아가지 못하고 이 의사, 저 의사 방황하며 맘이 상하고 시간만 낭비하고 지쳐 갔던 것이다.

정확한 문제를 찾아내서 원인을 제거한다는 말도 맞는 말이긴 하다. 하지만 위에서도 언급했듯이 현대 의학으로는 원인불명의 난임의 범위가 너무 광범위하기 때문에 그에 대한 정확한 진단이 불가능하다. 따라서 어떻게 해야 효율적으로 결론에 도달할 수 있는지에 초점을 맞추는 것이 아기를 갖기 위한 현명한 마음가짐일 것이다.

나의 미련한 기대감은 "아, 이번 달은 아마도 자연임신이 될 수도 있을 거야"라는 비과학적인 희망의 끈을 구질구질하게 계속 끌고 갔던 것뿐이었다.

환경호르몬의 영향?

고령임신 그리고 원인불명의 난임

원인이 명확하지 않은 난임의 경우, J 의사는 난임에는 무수한 이유가 있지만, 그중에 '환경호르몬'의 영향이 있을 수 있다고 말했다.

물론 생리통도 없었고 비만도 아니며 한 번도 생리를 거른 적이 없을 정도로 규칙적이긴 하였지만, 나의 경우 고령의 임신에 해당하였으며 객관적으로 생식기능이 젊었을 때보다는 현저히 떨어지고 있는 것은 사실이었다.

하지만 고령임신이 위험하다는 것은 생식기능의 노화뿐만 아니라, 내 몸이 내가 알지도 못하고 인식하지도 못하는 환경호르몬에 더욱더 오랜 기간 노출이 되었기 때문일 수도 있다는 것이다.

현재 일상생활을 하면서도 내가 어떤 환경에 노출되어 있는지? 지금 내가 마시고 있는 공기, 물과 음식들은 얼마나 안전한 것인지? 내가 입는 합성섬유로 만든 옷들과 내가 사용하는 화장품, 비누 등등 수없이 많은 화학제품과 일회용 식기, 용기들 그리고 산성비와 자외선 그리고 오존층 등등은 어떤지? 길거리에서 아무 생각 없이 먹은 떡볶이는? 떡볶이 떡은 어떻게 만들어진 것일까? GMO 밀가루[6]로 만들어진 것은 아닐까? 내가 자주 가는 식당에서 먹은 김치찌개의 배추라든지 고춧가루는 어떻게 자라서 생산된 것일까? 출처가 어딘지는 써 놓아서 알지만, 그 자라온 환경이나 가공한 환경은 어떠한지? 그리고 조리과정에서는 어떠한 처리가 되어서 내가 먹게 되는 것인지? 오늘 내가 쓴 치약은? 내 머리에 별 영향 없어 보여 무의식적으로 매일 쓰고 있는 샴푸는 어떤가?

---

6 유전자 조작으로 만들어진 밀가루

어렸을 땐 산성비 때문에 머리 빠진다고 비 맞으면 절대 안 된다고 한 기억이 있다. 지금은 '미세먼지'라는 새로운 적이 등장했다. 미세먼지 레벨이 높아지면 요즘은 외출도 하지 않지만, 내가 어렸을 때만 해도 교복을 입고 다니면 하루 만에 교복 칼라가 까맣게 될 정도로 나쁜 공기에서 일상을 살았다. 지금은 배기가스가 심한 차량을 가끔가다 길에서 한두 대 보는 정도였지만, 내가 어렸을 때는 배기가스가 배출되는 차량을 쉽게 찾아볼 수 있을 정도로 도로의 공기는 참 열악했었다. 그런데도 '미세먼지'라는 개념이 없었기 때문에 바깥에서 뛰어놀고 버스 잡으러 뛰어다니고 하면서 자랐던 기억이 난다. 알게 모르게 얼마나 많은 환경오염과 호르몬에 노출되면서 그것도 모르는 채 자라 왔을까?

지금은 '미세먼지'라는 것이 환경적으로 개념화되고 인지되고 있는 수준이지만 현재에는 인지하지 못하고 살아가는 어떤 환경호르몬이 지금 미세먼지가 이슈화되는 것처럼 또 얼마 지나지 않아 이슈화될 수도 있다.

우리는 어떤 것이 내 몸에 어떻게 정확하게 영향을 미치는지에 대한 자각 없이 일상을 보내고 있으며 이것들이 몸에 알지도 못하게 영향을 미치고 있는 것은 사실이다. 그리고 이런 것이 나이가 들면 들수록 더 많이 누적되거나 내 몸에 영향을 미치고 있을 가능성이 크다. 현대 과학으로는 어떠한 요소들이 내 몸의 어떠한 부분과 어떤 구체적인 반응을 일으켜 영향을 미치는지에 대해서 정확한 원인을 밝혀내는 것은 한계가 있을 수 있다.

언제인가 생리대에서 환경호르몬이 검출되었다고 한바탕 난리가 났었다. 이런 난리가 나지 않았더라면 우리는 계속 아무 문제 없이 부적합한 생리대를 쓰고 있지 않았을까? 하지만 비단 생리대뿐이겠는가? 문제가 표면 위로 올라오지 않았을 뿐 우리가 알게 모르게 쓰고 먹고 사용하고 있는 안 좋은 것들이 얼마나 많을까?

우리가 이 모든 것이 몸에 미치는 영향을 정확하게 파악하고 예방하는 것이 현실적으로 가능할까? 현대 과학으로는 불가능하다고 본다.

그렇게 본다면 생식기능이 노화되고 환경호르몬에 무의식적으로 더 많이 노출되는 기간이 길면 길수록, 즉 고령 임신이 난임이 될 확률이 높을 수밖에는 없지 않을까? 그리고 이러한 알 수 없는 환경적 요인들로 인해, 정확한 원인을 규명하기 어려운 난임이 많다는 것도 이해가 될 수밖에 없는 현실이다.

> 실제 난임 원인 분석 자료에 의하면 원인불명의 난임 비율이 44.9%로 나타났다(2018년 신선배아 시술비가 지원된 10,270건을 대상으로 분석한 결과). 난임의 그다음 원인으로는 난관요인 15.2%, 복합요인 12.2%, 남성요인 10.3%, 배란요인 7.5%, 기타요인 7.1%(난소기능저하, 다낭성난소증후군, 반복유산 등), 자궁요인 및 복강요인은 각 1.5%, 1.2%으로 나타났다.[7]

---

[7] 황나미 외 8명. 난임치료 확대 등 난임 지원을 위한 실태 및 제도 개선 방안. 보건복지부 한국보건사회연구원. 정책보고서 2019-28. 288p.

난임 관련 한의원 방문

 솔직히 난임이라고 주위에 암암리에 알려지면 온갖 민간요법에 대한 정보가 들어온다. 지인 중 한 분이 새끼 염소를 통째로 고아 먹고 임신이 되었다고 하며 권하였지만 차마 그럴 순 없어서 대신 난임 진료로 유명하다는 몇몇 한의원을 찾았다.

 소개를 받아 첫 번째로 간 한의원의 의사는 나를 진맥하고는 한약을 지어 주었다.
 그 한의사는 나보고 흙으로 된 땅을 많이 밟으라고 하였다. 글쎄 땅을 밟는다는 의미는 그만큼 몸을 자연에 많이 노출하라는 의미이겠지만, 서울에서 땅 밟기는 여간 힘든 게 아니었다.

그 당시 우리는 서울의 한 아파트에 살고 있었는데 내가 꽤 걷는다고 생각하고 걸어 다녔는데 생각해 보니 걸었던 곳은 모두 아스팔트나 인공도로뿐이었다.

물론 등산을 한다면 가능할지 모르지만 자주 산에 오를 수는 없어, 매일 아파트 단지에 내려와서 콩알만큼 보이는 흙 땅을 밟으려고 애를 썼던 기억이 난다. 서울에서 일상생활을 하면서 자연산 흙을 찾아 밟는 것이 이토록 어려운 것이었나 새삼 느끼게 된 경험이었다.

두 번째로 방문한 한의원에서 시도한 것은 한약과 좌욕이었다. 이와 더불어 좌욕을 하면서 마음을 편하게 하는 명상도 권해 주었다. 한약도 열심히 먹었고 스테인리스로 된 좌욕기를 사서 매일매일 좌욕을 하였다. 좌욕을 하면 몸이 따뜻해지는 것을 바로 느낄 수 있었다. 하지만 자연임신을 시도하던 때 한약과 좌욕, 땅 밟기 등 그 어떤 것도 큰 효과를 발휘하지 못하였다.

지금 와서 생각해 보면 참 절실하게 명상하려 했고 도심

속에서 흙을 찾아 땅을 밟으려 했던 나의 행동들이 조금 한심하게 느껴진다.

땅의 기운을 받아야 한다며 아파트 놀이터에 조금 보이는 그 흙을 밟으려고 아이들한테 눈치받으면서 거기서 왔다 갔다 했던 것들이 과연 임신과 무슨 상관이 있었을까? 또한, 좌욕하면서 두꺼운 명상 책자를 들고 마음을 비우려고 노력함과 동시에 어떻게 임신을 간절히 원하는 마음조차 비워야 하는가를 고민했던 그 순간들이 과연 임신이 되는 것과 무슨 상관이 있었을까?

왜 절실하거나 임신이 되고 싶다고 초조해하면 임신이 안 된다고 생각하고 마음을 비우라고 하는 것일까? 아이를 갖고자 하는 간절함이 정말 임신을 방해하는 중요 요인이 되는 걸까?

마음을 비우라고? 이 말은 고문이다

"마음을 비우면 임신이 된다"는 말은 아마 임신을 시도하는 사람들은 수백 수만 번도 더 들은 이야기일 것이다.

"내가 아는 사람은, 내가 아는 사람의 아는 사람은 시험관/인공수정 몇 번 하다가 안 되어서 포기했더니 자연임신이 되었더래", "우리는 그냥 다 포기하고 내려놓으니깐 아기가 생기더라" 등등.

이 이야기들은 무슨 오래된 전래동화처럼 주변에서 무수

하게 들려오는 이야기다. 물론 진심으로 모든 것을 내려놓고 마음을 비워서 아이가 생겼을 수도 있다. 하지만 이 이야기는 정말 임신을 시도하는 사람들에게는 독과 같은 이야기라고 생각한다.

우선 마음을 비우는 것이 어떻게 가능한지 모르겠다. 정말 도를 닦는 성인군자도 아니고 절실하게 아이를 원하는 부부가 어떻게 마음을 비울 수 있을까? 어떤 다른 것에 미치도록 집중하면 가능할까? 그렇게 다른 일에 집중하면서도 '혹시나' 하는 마음을 어떻게 없앨 수 있을까?

나 같은 경우 정말 하루에 14시간이 넘도록 미치도록 일만 했지만, 순간순간 드는 이 '혹시나'란 생각은 매번 마음을 두들겨 댔다.

솔직히 이 말은 희망고문이다. 인공수정과 시험관을 시도하면서도 중간에 얼마나 무수히 자연임신을 시도했던가? 그때마다 항상 '다른 사람은 이것저것 시도하다가 안되어서 포기했는데 자연임신으로 되었더래'라는 말이 뇌리를 떠나지 않았다. 이렇게 희망의 끈을 놓지 않으면 않을수록 병원에서 진행하는 객관적인 난임치료를 올바르게 인정하기가 힘들게 되고, 계속해서 그 비과학적인 끈을 절실하게 잡게 되고 더 스트레스를 받게 되는 오류에 빠지게 된다.

자연임신. 물론 될 수도 있다. 하지만 "마음을 비워야 한다"라는 자신을 괴롭히는 희망고문은 인제 그만두자. 야박하게 들릴지 몰라도 아예 '당신은 자연임신이 힘듭니다. 기대하지 마십시오. 마음을 비우나 안 비우나 자연임신이 힘듭니다' 이렇게 생각하고 기대하지 않는 것, 정말 한 가닥의 기적이 나에게 일어날 수도 있겠지 하는 절실함을 완전히 배제해 버리는 것이 오히려 정신건강에 좋을 수 있다. 차라리 냉정한 이 말이 객관적으로 난임을 겪고 있는 내가 아기를 갖기 위해 무엇을 해야 하는지를 직시하는 것에 도움이 될 것이다.

'그래, 남들도 그랬으니깐, 나에게도 이러한 일이 일어나겠지.' 의사가 아무리 난임의 냉정한 현실을 말해도 자연임신이 가능할 수도 있다는 그 작은 확률에 더 의존하고 의사의 말을 무의식적으로 부인하게 되는 것이다.

최대한 객관적으로 생각해야만 하지만 어찌 그 절실한 상황에서 객관적으로 판단할 수 있을까? 그러니 주변 지인이나 가족들은 이러한 말들로 난임부부에게 혼란을 주는 일이 없도록 주의해야 할 것이다. 또한, 성인군자가 아닌 한 마음을 비우는 것은 현실적으로 불가능하니까 인정하자. 이 말은 고문이며 독이다. 임신이 안 되는 것은 내가 마음을 비우지 않아서 안 되는 것이 아니다. 그러니 마음을 비우지 못하는 것에 대한 스트레스를 받을 필요는 전혀 없다.

왜 시험관 시술에 대해
마음먹는 과정이 힘들었는지?

지금은 "시험관 시술로 아기를 낳았어요"라고 대수롭지 않게 말한다. 하지만 내가 시험관 시술을 해야 한다고 마음을 먹고 직접 실행에 옮기기까지는 정말 오랜 시간이 걸렸다.

육체적으로 과배란, 배주사, 인공수정 등등 여러 가지 힘든 과정을 거쳤지만, 무엇보다도 정신적으로 '임신을 하기 위해선 내가 시험관을 해야 한다'라는 자각을 하는 것이 가장 어려웠고 오랫동안 인정하지 않았다. 그때는 왜 그렇게 시험관을 인정하는 것이 힘들었을까? 지금은 별로 친하지도 않은 사람한테도 대수롭지 않게 "나는 시험관으로 아기 낳았어요"라고 말할 정도인데 말이다.

앞서서 말했다시피 '자연임신'에 대한 기대감이 가장 많은 영향을 미친 것 같다. 어떤 의사도 뚜렷한 병명을 말하지 못했고 여전히 규칙적인 생리주기와 스스로 자부하는 신체적 건강함 때문에 '자연임신'의 끈을 놓지 못한 것이 가장 큰 문제였던 것 같다. 여러 의사가 그렇게 많은 각도에서 내 몸의 난임 상태에 대해서 말했건만 난 내가 듣고 싶은 것만 듣고 내 나름대로 해석했다.

지금 생각하면 참으로 어리석지만, 그때는 의사가 선근증이라고 진단을 내리면 '선근증이지만 어떻게 해야 빨리 임신이 될 수 있나?'를 검색하고 고민했던 것이 아니라 '선근증임에도 불구하고 자연임신에 성공한 사람이 있는지'에 대해 검색을 하고 성공한 사례를 찾아 스스로를 안심시켰다. 다낭성이라고 하면 마찬가지로 '다낭성이지만 어떻게 빨리 임신을 할 수 있나?'라는 고민 대신에 다낭성임에도 불구하고 자연임신에 성공한 댓글들을 찾아 '나도 괜찮을 거야'라는 식으로 안도감만을 찾았다.

 문제를 해결하려 접근한 것이 아니라 '문제가 있지만, 남들도 그런데도 자연임신에 성공했으니 나도 별문제 없을 거야'란 식이었다. 실질적으로 앞으로 가기 위해서 무엇을 해야 하는지는 보지 못하고 쓸데없는 검색과 댓글들로 위안 삼을 뿐이었다.

 또 한 가지 두려웠던 것은 '만일 내가 시험관을 해도 실패를 하면?'이란 생각이었다. 시험관 이외에는 더 이상 임신에 대해 의존할 곳이 없으므로 '만일 내가 난임의 끝자락인 시험관 시술에서도 계속해서 실패한다면 난 어디로 가야 하는가?'란 두려움도 컸었다. 따라서 그 두려움까지 가지 않도록 나에게 자연임신이 우연히라도 이루어졌으면 좋겠다는 생각을 저버리지 못했던 것 같다.

 결국 의사가 말하는 객관적으로 확률이 더 높은 난임 시술을 빨리 진행하려 하지 않고 자연임신이라는 낮은 확률에 더 의존했던 것이 나의 가장 큰 오류였다.

 최근 들어 주변에 난임으로 고생하는 사람한테 "우리는

시험관 해서 낳았어요. 정말 좋은 의사 선생님인데 소개해 드릴까요?"라고 말했다가 냉소적인 반응을 얻은 적이 있다. 그렇다. 내가 난임으로 고생했을 때 만일 누가 나한테 시험관 시술을 잘하는 용한 의사가 있으니 소개해 주겠다고 한다면 나도 그런 반응이었을 테니깐.

상대가 난임을 겪고 있는 기간별로 '시험관'이란 화두가 득이 될 수도 있고 실이 될 수도 있을 것이다. 예를 들어 난임을 진단받은 지인의 난임 시기가 시작 단계, 중간 단계, 거의 모든 방법을 다 시도해 본 마지막 단계 중 어느 단계에 있냐는 것이다. 아무리 똑같이 난임을 겪고 있다고 하더라도 만일 난임 시작 단계에 있는 지인에게 "우리 아이를 낳게 해 준 유능한 의사를 소개해 줄까요?"라고 제안한다면 대부분은 "나는 자연임신이 안 되고 있지만 언젠가는 자연임신이 될 거야. 시험관? 내가 왜 시험관을 해야 하는데?" 이런 반응을 보일 것이다. 솔직히 나 자신도 "시험관"이란 말에 식겁했으니깐. 중간 단계 즉 자연임신을 계속 시도하고 과배란 그리고 인공수정까지 시도했는데도 잘 안 되는 경우, 하지만 여전히 이 경우에도 "시험관"이란 말은 조심스럽다. 그 당시 난임을 겪고 있는 사람들은 물론, 인공수정까지 시도하고 있는 사람들한테조차 시험관 시술은 정서적으로 받아들이기가 굉장히 힘들 것이다. 일단 여전히 자연임신이 될 수 있는 확률에 의존하고 있고 인공수정까지는 가더라도 제발 시험관까지는 가지 않았으면 하는 희망이 아직도 있는 상태이기 때문이다.

내가 말하는 난임의 마지막 단계는 시험관을 시도하였는데도 계속 안 되는 경우를 말한다. 아마 이 경우가 "우리가 성공한 좋은 의사를 소개해 줄까요?"라는 조언이 가장 필요한 순간일 것이다. 그러니까 난임을 명확히 진단받은 후일지라도 절실한 마지막 단계까지 가지 않는다면 스스로 '시험관'이라고 인정하는 게 어려울 수 있다는 것이다.

아마도 내가 처음부터 시험관 시술을 했었다면… 의학적으로는 바로 성공했을 수도 있다. 하지만 난 시험관까지 가기 싫었다. 심지어 시험관 1차를 시도하고 실패한 후에도 그사이에 자연임신을 너무나도 간절히 바랐었다. 지금 생각해 보면 왜 그렇게 시험관 시술을 인정하기까지 오래 걸렸는지…. 지금은 그때의 마음 상태를 정확하게 이해하기 어렵다는 게 신기할 정도이다. 오히려 '처음부터 시험관을 인정하고 진행했으면 그렇게 오랫동안 힘들진 않았을 텐데…'란 생각이 지배적이다.

'난임'을 진단받았더라도 정신적으로나 육체적으로 '시험관 시술'을 결정하는 것은 굉장히 어려운 일이다. 하지만 하루라도 빨리 아이를 갖기 위해서는 지쳐 버리기 전에 현명한 선택을 하는 것이 중요하다.

솔직히
───────────

난임치료가 우울증으로 이어지는 이유는
난임치료가 고된 신체적인 이유보다는,
이러한 반복적인 시술을 함에도 불구하고
임신이 된다는 보장이 없으므로
정신적으로 힘든 것이 강하다.

3장

아기를 갖는 과정에서 생기는 여러 가지 질문들

일을 해야 하는가 말아야 하는가? | 운동은 해야 하나 말아야 하나? | 임신 테스트기의 판독 결과 | 배란 테스트기의 사용 | 기초체온 재는 것이 이렇게 힘들었나? | 임신이 안 될 때, 주변 사람들과의 관계를 어떻게 유지해야 하나? | 난임을 겪으면서 진행되는 희망고문 | 인공수정

일을 해야 하는가 말아야 하는가?

일을 하면서 난임치료를 병행할 수 있을까?

이 질문은 '일을 한다, 안 한다'에 대한 선택의 여지가 없는 사람들에게는 조금 배부른 질문일 수도 있다.

나도 일을 선택적으로 그만둘 수 있는 환경이 되지 않았다. 계속해서 임신을 시도하는 중에 회사를 그만두고 혼자서 사업을 시작했다. 아파트 방 한 칸에서 시작한 사업이었는데 점점 확장되었다.

혼자 이리 뛰고 저리 뛰고 하면서도 임신을 시도하고 있었으므로 외근을 나간다든지 혹은 인테리어 공사 현장에 오랜 시간 가 있어야 한다든지 하는 임신을 방해하는 어떠한 요소라도 존재하면 굉장히 예민하게 반응하였다. 인테리어 공사 현장 같은 곳에 있을 때는 '내가 오랫동안 이런 나쁜 공기를 마시고 있으면 혹시나 임신이 되는 데 방해가 되지 않을까?', 거래처들을 방문하거나 시장조사 등으로 오랫동안 걷거나 서 있어야 하는 외근이 많은 경우에는 '이렇게 돌아다니면 임신에 방해가 되지 않을까?' 하는 생각이 끊임없이 들어서 조심스럽게 다녔다. 주변의 모든 것들을 예민하게 받아들였으며, 임신에 아주 조금이라도 방해가 될 만한 행동은 하지 않으려고 굉장히 노력하였다.

'일을 해야 한다, 말아야 한다'라는 질문의 답에 선택권이 있다면…. 임신을 하기 위해 난임치료를 진행하고 있는 과정에서 일하는 것이 맞는 것일까? 혹은 그 반대가 맞는 것일까?

과연 일을 하면 거기에 집중하느라 임신을 하는 것에 정신적으로 덜 예민해질까? 나의 경우에는 솔직히 그렇지 않았다. 나는 사업을 시작하면서 임신을 준비했는데 하루에 14시간 이상을 매일 일했는데도 불구하고, 임신에 신경을 안 쓰고 일만 할 수는 없었다. 책상에 앉아 있으면 시간이 얼마나 갔는지 모를 정도로 일에 집중했지만, 너무 앉아 있기만 하면 몸이 안 좋아질까 두려워 1시간 간격으로 알람을 설정해 놓고 알람이 울리면 자리에서 일어나 몸을 풀어 주었다. 아무리 시간이 없어도, 먹는 것은 아무거나 먹지 않고 꼭 영양가를 따져서 먹고 걸음걸이 하나하나 임신에 방해되지 않도록 조심했었다. 그래서 결론은 일을 하건 안 하건 나의 온몸의 말초신경들은 '이번엔 착상이 제대로 되었을까? 임신이 제대로 되었을까?' 하는 생각에 초점이 맞춰져 있었다.

내가 일을 안 했으면 자연임신이 쉽게 되었을까? 글쎄다. 나의 예민한 성격에 그나마 일에라도 집중하지 않았다면 '임신이 되었을까 안 되었을까'에 대해 일했을 때보다도 더 민감하게 반응했을 것이다.

그러므로 나의 생각은 임신을 위해 굳이 일을 그만둘 필요는 없다는 것이다. 육체적으로 너무 힘들어서 임신하는 데 부적절한 특정한 일을 제외하고는 임신 때문에 일을 그만두어야 하지는 않을 것이다.
자연임신을 시도하는 동안에는 일을 하건 하지 않건 큰 무리는 없을 듯하다. 하지만 인공수정이나 시험관 즉, 난임치료에 들어갔을 때는 문제가 될 수도 있다.

 나는 난임 진료로 굉장히 유명하다는 의사 선생님께 진료를 받았는데, 예약했음에도 불구하고 병원에서 소요되는 시간은 최소 네 시간이었다. 나는 자영업자였기 때문에 장단점이 있었다. 가장 큰 장점은 내가 스스로 시간과 특정 업무에 대해 컨트롤할 수 있다는 것이다. 가끔 대기시간이 길어지면 병원 근처에 있는 거래처들을 돌며 시간을 아꼈던 기억도 난다. 하지만 단점은 작은 사업장의 오너였기 때문에 그만큼 오너가 시간을 일에 투자하지 못하면 매출과 직결되고 이는 바로 나와 직원의 밥줄로 이어지기 때문이다.

 하지만 월급을 받고 일하는 상황이래도 어떤 식으로든 마음이 편치만은 않을 것이다. 주기적으로 병원을 방문해야 하며 병원 대기자 수에 따라 진료 시간도 유동적이다. 이러한 일이 반복될수록 상사의 눈치가 보이며 결코 직장에서 자신의 임신에 대한 시도를 반기지만은 않을 것이라는 현실을 깨닫게 될 것이다.

 문제는 주변 상황이 다가 아니다. 과배란과 인공수정까지는 일과 임신 준비가 어느 정도 병행이 가능할 수도 있지만 시험관 시술을 시작하면 여러 가지 시술 전 단계(시험관 시술이 있기 전부터 규칙적으로 병원에 가서 맞아야 하는 프로게스테론 주사 등)를 시작으로 시험관 시술을 받고 나서는 정말 며칠 동안은 함부로 움직이고 싶지도 않다. 시험관 시술 후에 화장실 가는 것도 얼마나 조심스러운데 며칠 휴가를 낸다고 하더라도 바로 복귀하는 것이 심리적으로 얼마나 부담이 되겠는가? 또 그 와중에도 계속 프로게스테론 주사를 맞으러 다녀야 하므로 참 여러 면으로 일과 병행하기가 여간 어려운 것이 아니다.

나만 예민하게 그런 줄 알았는데 얼마 전 우연히 난임과 관련된 다큐멘터리를 보았다. 어떤 난임 환자가 시험관 시술 후 한 걸음 한 걸음을 조심스럽게 걸으면서 퇴원하는 모습을 보고 '몸을 사리는 것은 다들 비슷하구나'라고 생각했었다. 이렇게 몸가짐에 신경을 쓰게 되는 시험관 시술을 할 때 일을 병행하기는 쉽지 않을 것이다.

물론 나도 일하면서 시험관 시술을 진행하긴 했지만, 그때를 기억해 보면 내가 어떻게 그 일을 했는지 아득하기만 하다. 나의 경우 시험관을 진행하는 동안에는 거래처 방문이나 외근 등은 일절 하지 않고 컴퓨터 앞에서만 일했었다. 자영업을 하면 내 몸을 보호하기 위해 스케줄과 상황을 유동적으로 조절할 수 있었던 장점은 있긴 하다. 내가 몸을 사리는 만큼의 금전적인 손해도 스스로가 감수해야 하지만 말이다.

 지금 생각해 보면 아이러니하기도 하다. 혼자 사업을 시작하는 창업의 초기에는 정말 하루 24시간이 모자랄 정도로 이리 뛰고 저리 뛰며 사업에 집중하는 시기인데 그 당시 사업을 새로 시작하면서 아기를 갖겠다고 이것저것 시도했던 것을 지금 와서 생각하면 '그게 어떻게 가능했었나?'라는 생각도 든다.

 사업이 자리를 잡아서 아파트에서 벗어나 직원들도 두게 되긴 하였지만, 여전히 오너의 역할이 매출과 직결된 작은 규모의 사업이었다. 여기에 난임의 요소를 이것저것 가진 고령으로 임신을 시도하고 있었다. 거기에 우리 부부는 아기가 태어나면 집에서 일하면서 아기를 기르겠다는 생각으로 단독주택을 개조해 사무실 겸 주거공간을 만드는 인테리어 공사까지 시작하였다. 단독주택을 골조만 남기고 인테리어를 새로 하는 작업은 실로 커다란 프로젝트였다. '집을 한 채 지으면 사람이 10년이 늙는다'라는 소리가 있을 만큼 신경 쓸 것이 많은 프로젝트였다.

솔직히 이런 것을 종합해 본다면 정말 수만 가지로 신경을 쓸 것이 많았었고 많은 일을 했었다. 아기를 갖겠다는 의지를 가진 여자의 힘은 실로 대단한 듯하다.

2018년도의 한 연구조사에 따르면 난임치료를 받는 대상자의 일반적인 특성 중 직업을 가진 대상자는 대략 75%에 육박했다.[8] 지금은 많은 여성들이 직업과 동시에 난임치료를 받고 있는 것이 현실이다.

난임이란 어려운 프로세스를 많은 수의 여성들이 직업과 병행하고 있다. 솔직히 고된 프로세스는 거기서 끝이 아니다. 임신과 더불어 출산까지 이어지면서 육아가 시작된다. 다시 말하지만 현대 사회에서 여성의 의지와 힘은 놀랍다.

---

[8] 김윤미, 노주희. 난임 여성의 난임관련 삶의 질 영향요인. 전북대학교 간호대학 간호과학연구소. 여성건강간호학회지 2020-26. 52p.

운동은 해야 하나 말아야 하나?

어떠한 운동이 좋은 운동인가?

다들 말한다. 아기를 갖기 전에 몸을 만드는 것이 중요하다고. 물론 당연한 사실이다.

나도 아기 갖기 전에는 무척 건강관리에 힘썼다. 꾸준한 운동과 규칙적인 식사를 하려고 굉장히 노력했다.

그런데 아이러니하게도 아기를 가지려고 노력하는 시간 동안에 건강한 몸을 만드는 것은 참 어려웠다. 오히려 아기를 갖기 전에는 건강한 몸매를 유지하였다. 일을 하지만 그래도 규칙이 있으므로 규칙적인 운동이 가능했다.

하지만 임신을 시도하는 과정에서는 '혹시 아기가 생겼을 수도 있지 않나? 혹시 착상에 방해가 되지 않을까?' 하는 기대나 우려로 인해 오히려 이러한 규칙적인 운동이 불가능했다.

난임을 겪으면서 일종의 나만의 사이클이 있었다. 바로 생리 전후의 사이클이다. 일단 관계를 맺고 나서는 나의 한 달 사이클이 시작되었다. 이때부터는 걸음걸이부터 조심스럽다. 과격한 운동은 물론 가벼운 러닝머신 정도의 운동조차도 하지 않았다. 오히려 이때 건강을 꾸준하게 관리해 줘야 하는데 관계 시작과 동시에 나의 우울한 정적인 사이클이 시작되었다. 그때는 내가 과격하게 움직이지 않아야 착상에 도움이 된다고 철석같이 믿고 있었기 때문이었다.

나는 평소 걸음 속도도 빠르고 이곳저곳 막 돌아다니는 것을 좋아하는 에너지가 높은 편의 사람이다. 그런 내가 관계 후에는 어떠한 운동도 하지 않고 조금이라도 착상에 도움이 되지 않을 법한 몸동작은 전혀 하지 않았다. 과학적으로 전혀 근거가 없었지만 스스로 몸을 추스르는 오류를 매번 범했다. 남편은 임신을 시도하면서도 운동을 해도 무방하다고 했지만 나는 일단 임신만 되어 안정기에 들어가면 운동을 하겠다면서 몸을 추슬렀다. 임신이 되기까지는 몸을 조심해야 한다는 강박관념이 너무나 강해서 굉장히 몸을 사렸다.

임신을 계획하기 전, 임신을 생각하면 가장 걱정되는 것 세 가지가 있었다. 술, 커피 그리고 하이힐이었다. 나는 술을 즐기는 편이었으며 일하는 내내 나를 깨워 주는 커피를 달고 살았다. 키는 큰 편이었으나 더 커 보이는 것을 좋아해 신발장에는 킬힐이 많았으며 옷들도 그러한 힐들의 굽 높이에 맞춰져 있었기 때문에 힐을 포기한다는 것은 나의 스타일을 포기하는 것이나 마찬가지였다.

하지만 어느 사이인가 이 세 가지를 포기하는 것은 아무것도 아닌 일이 되었다. 임신을 생각하기 전에는 이것들을 어떻게 포기하지? 정말 '다른 것은 다 해도 이 세 가지를 끊는 것은 너무 어려울 것 같아'라고 생각했건만…. 난임을 겪으면서 솔직히 '뭐 이 세 가지 끊는 것이 대수라고…' 하며 정말 별것 아닌 것처럼 이 세 가지에 대한 욕구가 사라졌다.

매일 땅바닥에 붙어 다니는 플랫슈즈나 운동화만 신었으

며 몸을 죄이는 타이트한 옷조차도 입지 않았다. 술? 말도 안 되는 소리였다. 내가 술을 마실 수 있는 유일한 시간은 생리를 시작한 날이었다. 한 달에 한 번씩 생리가 시작되면 우울한 마음을 달랠 수 있는 유일한 것이 와인 정도였다. 커피? 솔직히 계속 일하기 때문에 끊는 것이 가장 어려웠지만, 커피를 조금씩 줄이고 커피 우유로 대체하기 시작했다. 어느 순간부터는 커피 우유조차 마시지 않았다. 자연스레 커피를 끊었으며 내 몸에 카페인은 말끔하게 청소된 것 같았다.

내가 이 글을 쓰면서도 생각해 보면 정말 우울한 사이클이다. 이렇게 매달 살았다. 예쁘게 하고 다니고 싶고 날씬하게 몸 관리도 하고 싶었는데 말이다. 러닝머신을 뛰거나 땀이 나는 운동은 한 달 중 생리 기간에만 맘 편안히 할 수 있었다. 아기를 준비하는 기간 생리를 하는 것만큼 우울한 것도 없었지만 또 아이러니하게도 생리를 하는 기간은 아기를 가질 수 없는 유일한 시간이었기 때문에 맘 편히 술을 마시거나 운동을 하거나 아기를 준비하는 기간에 할 수 없었던 것들을 할 수 있는 유일한 탈출구이기도 했다.

이러한 사이클을 몇 년간 반복하니 건강해지려야 건강해

질 수가 있었을까? 무엇보다도 정신적으로 우울하고 육체적으로 위축된 라이프 사이클을 반복했는데 몸이 건강한 상태에서 아기를 갖는다는 것이 가능했을까? 오히려 건강했던 내 몸은 수년 동안 이러한 우울한 사이클을 반복하며 육체적으로는 살이 붙고 정신적으로는 우울해졌다.

 물론 나만 이렇게 유난을 떨고 아기를 가지려고 했던 것일 수도 있다. 하지만 간절히 원하는 무엇인가가 있을 때는 멀리서 객관적으로 나의 행동을 본다는 것은 참 어려웠다. 지금은 보이지만 그때는 보이지 않았다.

 어떤 외국의 드라마를 보았는데 한 주인공이 난임으로 고생하다가 결국 자연임신에 성공한다. 그녀의 취미 중의 하나는 공원에서 조깅을 하는 것이었는데 자연임신에 성공하자마자 그녀는 조깅을 그만둔다. 난임으로 너무 고생했던 터라 아이를 잃게 될 두려움 때문에 조깅을 하지 못했던 것이다. 하지만 그녀는 남편을 비롯한 주변 사람들의 권유로 두려움을 극복하고 다시 조깅을 시작하게 된다.

 비과학적인 두려움, 즉 뛰거나 몸을 심하게 움직이면 '아이의 착상에 방해되지 않을까?', '임신이 제대로 될 수 있을까?' 하는 두려움 때문에 운동을 하지 못한다는 오류에 쉽게 빠질 수 있다. 하지만 운동은 난임을 겪고 있을 때 건강한 몸을 갖기 위해 필요할 것이다.

현재 나는 운동을 굉장히 즐기고 있다. 그런데도 지금 나에게 타임머신을 주고 그 당시로 다시 돌아가서 선택하라고 하면 과연 나는 난임치료를 진행하면서 운동을 할 수 있을까? 그 대답은 솔직히 "모르겠다"이다. 아마 요가 정도는 다시 시작할 수 있을 듯하다. 다른 러닝머신이나 뜀을 요구하는 운동들은 글쎄 잘 모르겠다. 내가 이 챕터를 쓰면서 '난임치료를 받으면서 운동은 좋은 것이다'라고 하면서도 나 자신은 또 똑같은 상황이 닥치면 운동을 못 할 것 같다는 소리가 얼마나 아이러니한가?

운동하는 것이 좋다는 것은 알지만 나의 말초신경들이 임신 여부에 쏠려 있어 과연 제대로 운동을 할 수 있을까? 이것이 옳다는 것을 이미 알고 있으면서도 할 수 없다는 것은 어떤 의미일까?

소중한 아이를 갖는 것에 대해 어떻게 하면 대범해질 수 있을까? 아직도 난 이 질문에 대한 답을 모른다는 소리다.

임신 테스트기의 판독 결과

어떤 임테기가 좋은가?

어떤 임신 테스트기(이하 임테기)를 사야 정말 정확한 결과를 알 수 있을까? 이 질문으로 웹사이트를 폭풍 검색했던 기억이 난다.

임테기 하나에 마음을 졸인 적이 수년이다. 어떤 브랜드의 임테기는 친절하게도 약간 희미한 두 줄을 보여 주어 몇 시간 동안 희망고문을 시킨다. 그런데 어떤 브랜드의 임테기는 냉정하게도 명확하게 한 줄만 나타난다.

약간 친절한 임테기를 들고 진한 두 줄로 변하기만을 간절하게 원한 적은 셀 수 없을 정도로 많다. 그리고 '기다아니다'를 판독해 달라고 남편한테 보여 준 적도 수도 없이 많았다.

난임에 관련된 블로그나 카페에 올라와 있는 글들을 보면 사람들이 본인의 임테기 결과에 대해 판독을 묻는 질문들이 많다. "판독해 주세요. 이거 정말 임신일까요? 아닐까요…."
 그런데 내 경험에 미루어 봤을 때 정말 임신일 때는 두 줄이 뚜렷하게 나타난다. 물론 타이밍도 중요하다. 너무 일찍 하면 알 수 없지만, 결과를 충분히 알 수 있는 시간에는 임신일 경우 어떠한 브랜드의 임테기를 사용해도 선명한 두 줄이 나온다.

보일락 말락 한 나머지 한 줄에 대한 그 실낱같은 희망을 품은 간절한 분들에게 야박한 말일지는 모르지만 임신했을 때의 두 줄은 보일락 말락 하지 않다는 것이다. 임신일 때는 정말 선명한 두 줄이다.
 실제로 인터넷상에는 어떤 브랜드의 임테기로 테스트하라고 하는 말들도 무수히 많이 떠돈다. 그런데 그럴 필요가 없다는 것이다.

어떻게 보면 비위생적으로 보일지는 모르지만 희미하게 보이는 두 줄부터 뚜렷하게 보이는 두 줄까지 임신일지도 모른다는 결과를 보여 준 임테기들을 차마 못 버리고 수년간 화장실 장에 쌓아 놓았었다. 최근에서야 미련 없이 버렸지만, 그 당시에는 그것들이 혹시나 하는 희망과 기쁨의 애장품들이었기 때문이다.

배란 테스트기의 사용

 임신을 간절히 원하는 사람이라면 임테기가 아니라 배란 테스트기(이하 배테기)란 용어에도 익숙할 것이다. 임신이 되었는지를 확인하는 임테기가 아니라 정확하게 나의 배란일이 언제인지, 언제 관계를 가져야 하는지를 알 수 있는 배테기가 있다. 이것은 임테기처럼 한 번 하면 결과가 나타나는 것이 아니라 생리가 끝난 직후부터 정확한 배란일을 찾기 위해 계속해서 테스트해야 한다. 그래서 솔직히 비용 면으로 부담이 되기도 했었다. 왜냐하면 한 달 중 임신을 할 수 있는 정확한 배란일을 찾기 위해 대략 10일

~12일 정도 일정한 시간에 테스트기를 매일매일 사용해야 했기 때문이다. 요즘은 배테기의 가격이 예전보다 훨씬 저렴해진 관계로 병원에 방문해서 날짜를 받는 것보다는 오히려 더 효율적이고 경제적일 수도 있다.

문제는 약간 희미한 두 줄이 나올 때부터 뚜렷한 두 줄이 될 때까지 언제가 정확한 배란일인지를 파악하는 것인데 배테기는 배란일 즈음에 임박해서 약간 희미한 두 줄부터 서서히 진행되어서 배란일에는 뚜렷한 두 줄이 된다. 하루라도 지나면 다시 약간 희미한 두 줄이 되기 때문에 뚜렷한 두 줄이 가장 확실한 배란일이다.

기초체온 재는 것이 이렇게 힘들었나?

기초체온을 꼭 재야 하나?

체온계로 정확한 기초체온을 재는 것이 뭐 대수냐 할 수도 있다. 현대 의학이 이렇게 발전하고 귀 안에 넣으면 수 초 만에 체온을 잴 수 있는 체온계가 있음에도 기초체온은 이러한 간편한 체온계로는 정확하게 측정이 안 된다.

아침에 일어나자마자 바로 혀 밑으로 체온계를 넣고 대략 5분간 움직이지 않고 가만히 있어 준 다음 측정된 체온이 정확한 기초체온이다. 안 그래도 아기 갖는 일 때문에 스트레스를 받는 상황인데 설상가상으로 아침에 일어나자마자 화장실도 가지 못하고 5분간 부동자세로 체온을 재는 일은 솔직히 고역이었다. 입 안에는 침이 가득 고이고 5분이란 시간은 너무도 길게만 느껴졌다.

 일어나서 움직이면 더 이상 그 체온은 기초체온이 아니므로 잠에서 깨었을 때 손만 뻗으면 잡을 수 있는 곳에 체온계를 두고 자야 한다. 한 달의 기초체온의 데이터로는 나의 몸 패턴을 파악하기가 어려우므로 적어도 3개월 이상의 기초체온 데이터가 필요하다.

 굉장히 원시적인 방법인 듯하지만 나와 시험관을 진행한 G 의사는 내 몸 상태의 패턴을 찾기 위해 기초체온부터 진행하였다. 이러한 기초체온 스텝을 밟으면서 혹시나 자연임신이 되었을까? 하는 희망의 끈을 놓지 않았기에 내 기초체온이 올라갔다가 지속되지 않고 생리를 하기 위해 체온이 뚝 떨어질 때는 '이번에도 또 실패구나' 싶어 아침에 일어나기도 싫었다.

 힘들게 측정한 기초체온이지만 기초체온 그래프를 보면 신기할 정도로 정확했다. 또한 배테기를 구매해서 사용하는 것보다 경제적이다. 배란일이 다가오기 시작하면 신기하게도 체온이 뚝 떨어졌다가 갑자기 상승한다. 갑자기 상승곡선을 보인다면 배란일이며 이것이 계속해서 고온으로 지속된다면 임신이 되었다는 소리다.

  나의 기초체온이 이상한 패턴을 보인 적이 몇 달 있었다. G 의사는 체온이 급상승하는 것이 보이지 않고 저온만 유지하면서 생리를 하는 것을 보고 나에게 무배란 월경이 진행될 수도 있다고 말씀하셨고 이를 기반으로 추후 검사를 계속하셨다.

임신이 안 될 때, 주변 사람들과의 관계를 어떻게 유지해야 하나?

"축하해 주세요. 제가 오늘 3.2kg의 건강한 딸아이를 출산했어요." 내가 지인들에게 제일 보내고 싶었던 문자가 바로 이것이었다. 그리고 임신을 시도하는 동안 받아서 가장 많이 화가 나는 문자도 이 문자였다. 이제는 나이 때문인지 이런 문자가 그때만큼 자주 오지 않지만 한창 친구들이나 지인들이 본인의 출산 소식을 전하는 시기가 있었다.

축하한다고 답변은 써야 했지만, 답변을 보내고 싶지 않았다. 말 그대로 짜증과 화부터 났다. '이런 걸 꼭 보내서 축하를 받아야 하나?' 싶었다. 물론 나만 지인이나 친구들의 출산을 모르고 그냥 넘어갈 수는 없지만 말이다. 답변하기 싫었지만 억지로 보낸 적도 한두 번이 아니었다. '나는 언제 이런 문자를 보내 보나' 하는 생각이 참으로 스스로를 측은하게도 만들었다.

나와 남편은 힘이 들면 보통 둘이 문제를 해결하는 편이지 이를 가족에게 알리거나 하지 않는 스타일이다. 서로가 강하다고 생각하였지만, 아이를 갖기 위한 과정은 힘들었다. 별것 아닌 듯 넘어갈 수도 있는 이러한 문자들이 상처가 될 줄이야⋯.

나 같은 경우에는 시댁이 미국에 있어서 시댁에서 '아기를 가져라' 하는 스트레스는 전혀 주지 않았다. 또한 친정에도 내가 어떤 과정을 겪고 있는지 일일이 얘기하지 않았다. 보통 난임병원에 가면 친정엄마와 함께 있는 사람들이 많은데 나는 나 혼자 가거나 남편하고만 갔다. 오로지 남편과 나의 문제였다. 그런데도 이렇게 힘들었는데 시댁에서나 다른 곳에서 임신이 늦어진다고 스트레스라도 주었으면 얼마나 힘들었을까 하는 생각도 해 보았다. 친정엄마는 내가 임신을 시도하고 있다는 것을 알고 있었기 때문에 나를 위로하는 말로 "마음을 편히 가져"라는 말을 가끔 하셨다. 하물며 친정엄마한테 나온 이 말조차도 스트레스였다. 누가 내가 임신이 안 되고 있다는 것을 알아 그것에 대해 걱정을 하고 있다는 것 자체 그리고 거기에 관련된 염려들 모두가 다 스트레스였다. 그러니 난임을 겪고 있는 사람은 심신이 약한 상태이기 때문에 그 어떤 말도, 아무리 진심으로 위해 주는 말이라도 모두가 상처가 될 수 있다.

만일 우리가 주변 사람들에게 우리가 겪고 있는 과정을 상세히 이야기했다면 아마 주변 사람들도 우리를 어떻게 대해야 하나 어지간히 스트레스를 받았을 것이다. 따라서 어떻게 위로를 하고 관심을 가져야 한다는 기준은 없는 것 같다. 최대한 남편과 둘만의 문제로 조용히 진행하는 것이 최선책이 아닐까 싶다.

나 같은 경우 남편이 굉장히 협조하고 이끌어 주었음에도 난임치료를 진행하는 동안에 극심할 정도로 크게 많이 싸웠다. 서로가 지치고 힘드니까 어쩔 수 없었던 것 같았다. 하물며 남편조차 적극적으로 도와주지 않았다면 상상하기 어려울 정도로 힘들었을 것이다. 난임을 겪고 있는 사람들도 환자이기 때문에 정신적으로나 육체적으로 심신이 굉장히 예민하고 쇠약해져 있다. 지나친 관심과 간섭은 결코 도움이 되지 않을 것이다. 가장 필요한 것은 남편과의 협업일 것이며 다른 간섭과 참견은 심신에 독이 될 수도 있으니 조심해야 할 것이다.

> 실제 체외수정 시술 여성(432명)을 대상으로 한 설문 조사 결과, 친구나 지인과의 관계에서 어려움이나 갈등을 경험한 경우가 46.1%로 가장 높았으며 가족과의 갈등 34.0%, 남편과의 관계에서 어려움이나 갈등을 경험한 경우가 30.6%가 나왔다. 또한 직장여성의 경우, 난임 시술로 인해 동료 및 상사와 어려움을 겪은 경우가 45.1%가 나왔다.[9]

---

9 황나미 외 8명. 난임치료 확대 등 난임 지원을 위한 실태 및 제도 개선 방안. 보건복지부 한국보건사회연구원. 정책보고서 2019-28. 218p 난임 시술 여성의 신체적, 정신적, 사회경제적 부담 및 영향.

난임을 겪으면서 진행되는 희망고문

우울증, 어떻게 극복할 수 있을까?

 난임치료가 우울증으로 이어지는 이유는 난임치료가 고된 신체적인 이유보다는, 이러한 반복적인 시술을 함에도 불구하고 임신이 된다는 보장이 없으므로 정신적으로 힘든 것이 강하다. 임신에 대한 반복되는 희망고문은 참 먹먹할 뿐이다.

 또한 원인불명일 때 어떠한 방법으로 치료해야 하는지 모르는 그 답답함이 정신적으로 부정적인 영향을 미친다. 이 모호한 불확실성이 참으로 사람을 우울하고 지치게 만든다.

실제 난임 여성의 난임 관련 삶의 질에 가장 큰 영향을 미치는 요인은 '우울'로 나타났다.[10] 이 논문에 실린 내용을 보면 난임치료에 임하는 배우자의 태도가 소극적일 때 더 심한 것으로 나타났다. 여기에다가 실제 난임치료를 받는 사람들의 평균 나이가 고령화됨에 따라 신체적, 생리적 기능도 함께 고령화되어 이러한 난임치료가 신체적인 피로로 직결되기 때문에 그 우울증이 가중될 수밖에 없다고 나왔다.

따라서 이 난임치료에 있어 우울증을 극복하도록 도와줄 수 있는 가장 중요한 사람은 바로 배우자이며, 배우자의 적극적인 태도가 상당히 중요하다. 이 논문에는 여성에게만 난임에 대한 부담을 주기보다는 부부가 함께 심리적, 정서적 인지 체계가 됨으로써 난임을 여성만의 문제가 아닌 부부가 함께 겪고 있는 공동의 문제로 인식해야 한다고 말하고 있다.[11]

따라서 적극적인 배우자의 태도가 이 난임치료과정에서 얼마나 중요한지 강조하고 또 강조하지 않을 수가 없다.

---

10 김윤미, 노주희. 난임 여성의 난임관련 삶의 질 영향요인. 전북대학교 간호대학 간호과학연구소. 여성건강간호학회지 2020-26. 57p.

11 김윤미, 노주희. 난임 여성의 난임관련 삶의 질 영향요인. 전북대학교 간호대학 간호과학연구소. 여성건강간호학회지 2020-26. 58p.

인공수정

일반적으로 인공수정 시술의 임신율은 5~20% 수준으로 체외수정 시술에 비해 낮은 것으로 보고되고 있다. (Schorosh M, 2013)[12]

실제 두 번의 인공수정을 거쳐 보며 느꼈던 것은 시험관으로 가는 마음의 준비가 되지 않았기 때문에 '난 인공수정에 실패하였으니 이제 시험관으로 가도 돼'라는 일종의 마

---
12 황나미 외 8명. 난임치료 확대 등 난임 지원을 위한 실태 및 제도 개선 방안. 보건복지부 한국보건사회연구원. 정책보고서 2019-28. 64p.

음을 다스리는 모의고사 같은 시간이었다.

첫 번째 나와 인공수정을 시도한 J 의사도 인공수정에 확률이 낮음을 알고 있었지만, 나의 마음을 다스리기 위해 진행하였다. 두 번째 인공수정은 그냥 조급한 마음에 '이거라도 하자'라는 나의 판단에서였다. 나와 시험관을 진행한 G 의사는 인공수정을 권하지도 않았다.

> 실제 인공수정 시술 여성 연령 계층별 임신율을 보면(2018년 1~3월) 30~34세는 16.7%, 35~39세는 15.4%, 40~44세는 8.4%, 45세는 0%로 나왔다.[13]

고령으로 진입할수록 인공수정 확률이 현저히 떨어져서 아마도 내가 G 의사와 진료를 볼 때는 아예 인공수정을 권하지도 않으신 것 같다.

한 연구자료에 보면 다음과 같은 말이 나온다. '보통 한 번 치료받는 데 근 한 달이 소요되는 난임치료를 위해 병원에 다니는 동안에도 시간은 계속 흐르고 있고 나이를 먹

---

13 황나미 외 8명. 난임치료 확대 등 난임 지원을 위한 실태 및 제도 개선 방안. 보건복지부 한국보건사회연구원. 정책보고서 2019-28. 64p.

게 된다. 임신율은 그사이에 계속 떨어지므로 30대와 40대의 가임력은 열 배나 차이가 나고, 39세와 40세, 단 일 년의 차이도 가임력을 두 배 이상 떨어지게 만든다는 것이다. 따라서 "자연주기를 고집하면 낮은 확률을 반복"하는 것이므로 시험관수정에 바로 들어가도록 의사는 권유하고 인공수정 역시 마찬가지의 이유로 나이 많은 이들에게는 추천되지 않는다.[14]

---

14 강지연. 불임 클리닉의 "자연임신": 자연의 경계를 재구성하는 생의학의 수사. 서울대학교 비교문화연구소. 비교문화연구 제18집 2호(2012). 79p.

아무리
───────────────

이 난임치료가
공식처럼 정해져 있는
프로세스라고 하더라도
나와 맞지 않는 의사와
진행해야 할까?

4장

어떤 의사가
좋은 의사인가?

의사에 대한 정신적인 의존도 | 좋은 의사와의 만남 | 의사와의 나쁜 기억 | 유명한 G 의사와의 만남, 그리고 첫 번째 시험관 진행 | 갑작스런 담당 의사의 부재 | 나에게 좋은 의사인지 어떻게 알 수 있을까?

의사에 대한 정신적인 의존도

난임병원에 가면 의사 대부분은 난임 프로세스는 거의 비슷한 공식대로 움직인다고 말한다. 체계적인 난임 프로세스란 말은 상당히 과학적으로 들린다. 그렇지만 과학적이란 말은 언뜻 인간적인 감성하고는 연관되어서 들리지 않는다. 물론 아기를 갖게 되는 난임병원의 프로세스가 과학적인 근거에 의해 진행된다고 하지만 난임병원에 온 사람들의 감정 상태는 언제 깨질지 모르는 유리그릇 같다.

그러한 예민한 환자들을 치료하기 위해서 물론 정확한

과학적인 프로세스가 필요하긴 하지만 환자들의 의사에 대한 정신적인 의존 즉, 의사와의 교감을 결코 무시할 수 없다. 이성적으로 행동을 컨트롤하기 너무 어렵고 또한 몸과 마음이 쇠약해지고 지쳐 버린 상황에서 의사에 대한 심리적인 의존은 높아질 수밖에 없다.

나의 경우에도 그러했다. 나의 상황에 대해 배려해 주는 '척'을 하는 것이라 할지라도 그렇게 해 주는 의사에게 의존하였다.

좋은 의사와의 만남

나와의 타이밍

앞서 말했듯이 아기를 가질 수 없는 것은 육체적으로 힘들 뿐 아니라 정신적으로도 힘든 과정이기 때문에 과학적인 사실만을 가지고 냉정하게 접근하는 의사들에게 진료를 받는다는 것은 심리적으로 부담이 클 수밖에 없다.

첫 의사를 좋은 의사를 만나 함께 호흡을 맞추어 최대한 이 인고의 과정을 단축하는 것이 가장 좋을 것이다. 하지만 좋은 의사를 처음에 만났다 할지라도 내가 그 의사가 좋은지 모르거나 내 마음가짐의 준비가 덜 된 상태일 수도 있으니 의사와 환자의 만남에 있어 좋은 타이밍을 찾는 것이 참 어려운 일이기는 하다.

나의 의사 선택과정이 오래 걸렸던 이유는 여러 가지 이유가 복합적으로 작용했기 때문이었다. 나는 나를 난임으로 인정하지 않았을 때 좋은 의사를 만났었다. 나의 '스스로 난임이라는 것을 부인하는 기간'이 길었기 때문에 좋은 의사와 난임치료를 일찍 시작할 수 있는 타이밍을 놓쳐 버렸다.

그런 것을 본다면 난임치료의 진정한 시작은 내 몸이 난임인 것을 스스로가 인정하는 그 순간부터이다. 원인불명의 난임이나 난임의 진단명이 모호한 경우 자신이 자연임신이 불가능할 수도 있다는 것을 '인정'하기가 어렵다. 몇 번이나 과배란을 하고 임신에 실패하고 또 인공수정을 몇 번 시도하고도 실패해야 비로소 "아, 정말 내가 자연임신이 어려울 수 있을까?" 하는 자각 증세가 생기기 때문이다. '난임'이라는 것을 스스로 인정하기가 이렇게 어려운 것인지. 난임치료 중간중간에도 의사의 말보다는 "누구누구는 자연임신이 되었더래"란 말에 더 의존하니 말이다.

첫 번째 J 의사는 내가 '시험관'이라는 말을 함부로 입에 담지도 못할 정도로 거부감을 가지고 있을 때, '나의 몸은 건강하고 마음만 먹으면 언제든지 자연임신할 수 있어'라는 근거 없는 우월감을 가진 상태에서 만난 의사이다. 난임 쪽으로는 굉장히 유명한 의사였는데 홈페이지와 여러 카페 사이트를 통해 피드백이나 리뷰가 굉장히 좋은 의사를 찾아간 것이었다. 의사는 나의 상태를 보자마자 시험관이 가장 빨리 임신할 수 있는 방법이라고 말했다. 그때 여러 상태를 고려해서 목표물에 빨리 도달하는 방법을 가장 명쾌하게 가르쳐 줬던 것이다. 하지만 앞서 말했다시피 내 정신상태는 시험관이란 시술은 차마 입에 담을 수도 없다고 생각하는 상태였다. '내가 왜? 난 건강한데 왜 시험관을 받아야 해?'라고 부인하며 올바른 말을 한 의사임에도 불구하고 난 나에게 다른 처방을 내려 줄 의사를 찾아다녔다. 의사는 올바른 진단을 하였지만 내 마음이 난임을 받아들일 준비가 되어 있지 않은 상태였다. 즉 의사와 환자의 타이밍이 맞지 않았던 것이다.

내가 찾아갔던 난임병원에는 정말 유명한 세 명의 여자 의사가 있었다. 그중 첫 번째 J 의사가 사실을 너무나 적나라하게 이야기해서 사실 그대로 받아들이지 못하는 거부

반응을 일으켰다. 그래서 찾아간 같은 병원의 또 다른 K 의사는 이런 내 심정을 이해했던 것인지 아니면 내가 약부터 시작하자고 얘기했기 때문인지 일단 과배란 약부터 시작하자고 했다. 난임치료의 첫 스텝을 차곡차곡 밟기 시작했던 것이다.

과배란 약으로 임신에 실패하자 과배란 주사와 난포 터지는 주사도 맞고 이러한 과정들이 반복되었지만, 아무것도 성공하지 못하였다. 이렇게 되면 정말 몇 달이 휙 지나가 버린다. 결과가 나오지 않는 과정이 길어지면 길어질수록 지치고 시간만 허비되는 것임을 보여 주는 좋은 예이다.

남편은 처음부터 시험관을 찬성했다. 남편은 객관적이고 이성적인 판단을 잘하는 사람이었기 때문에 내가 고령과 난임을 겪고 있다면 서로가 지치지 않도록 시험관 시술을 통해 빨리 아기를 갖는 것이 합리적인 결정이라고 나를 설득했다. 약, 주사 모두 실패를 겪고 시간이 휙 지난 후에야 비로소 남편 말이 들리기 시작했다. 그런 거 보면 참 바른말은 듣기 힘든가 보다. 내가 실패하고 아파 봐야 어떤 걸 해야 할지가 비로소 보이기 때문이다. 그제야 시험관을 해야 한다고 말했던 그 첫 번째 J 의사에게 남편과 함께 다시 방문했다. 그리고 의사와 앞으로 어떻게 할 것인지 스케줄을 짰다. 아직 내가 시험관에 대한 정신적인 거부반응을 보이니 우선 인공수정을 시도해 보고 그다음에 시험관을 진행하기로 했다.

아직도 생각나지만, 그 첫 번째 J 의사는 냉철하게 사실만을 말했지만 따뜻했었다. 지금도 뚜렷하게 기억에 남는 이유는 그때 나는 환자였기 때문이었던 것 같다. 기계적이고 무뚝뚝한 의사가 아닌 정신적으로 방황하고 절실했던 마음까지 보듬어 주었던 J 의사가 지금까지 기억에 남는다.

일단 냉철한 나의 남편과 상담해서 신뢰를 얻은 그 의사는 나와 첫 인공수정 시술을 했다. 인공수정은 생각보다 정말 쉬웠던 것 같다. 난포도 모두 계획대로 잘 컸고 과배란 주사를 맞으면서 특별하게 복수가 찬다거나 하는 부작용도 없었다.

첫 번째 인공수정을 하는 날이 아직도 기억에 남는다. 좁지만 따뜻한 시술실이었는데 J 의사는 시술 전에 나의 손을 꼭 잡아 주었다. 나는 첫 인공수정 시술에 무척 긴장하고 있었다. 의사의 행동은 정말 과학적인 시술과는 전혀 상관이 없는 감정적인 부분인데 마음이 무척 편안해졌다.

솔직히 인공수정은 아주 힘든 시술은 아니지만, 그 시술 자체는 난임을 겪는 한 환자가 생명을 잉태하려고 노력하는 순간이다. J 의사는 희망이나 절망에 대해 복잡한 마음을 가지면서 동시에 긴장하고 있는 나를 안심시켜 주고 나서 시술을 시작했다. 아프거나 힘들지 않았고 그냥 의사가 따뜻하고 고마웠던 기억만 난다. 그리고 시술실에서 잠깐이었지만 아주 편하게 휴식을 취하고 일상생활로 복귀했다.

그렇게 좋은 기억만 있었음에도 결과는 실패였다.

의사와의 나쁜 기억

초조함이 부른 섣부른 선택

첫 번째 인공수정은 실패했다. 시술이 생각보다 어렵거나 힘들지 않아서 지금 생각해 보면 시술받는 방에서의 담당 의사의 따스한 응원만이 기억난다. 그때 의사는 생명을 잉태하는 과정을 존중했었고 무엇보다도 긴장하고 불안한 환자를 보듬어 주고 안심시켜 주려고 노력했었다. 결과적으로는 실패했지만, 나의 불안한 심리상태를 잘 이해해 주는 의사가 굉장히 고마웠으며 계속 믿고 내 난임치료를 진행하고 싶었다.

인공수정이 실패하고 난 다음에도 계속해서 과배란 주사를 맞을 수는 없다. 내 몸을 너무 혹사할 수는 없었기 때문에 만일 인공수정을 한 번 더 한다든지 시험관으로 들어간다든지 할 때는 내 몸 상태를 파악해서 의사와 면밀하게 다시 스케줄을 짜야 한다.

문제는 내가 믿고 이 난임치료의 길을 같이 가고자 마음먹었던 J 의사가 새로운 병원을 차리기 위해 현재 다니고 있는 병원을 그만둔다는 것이었다. 물론 의사를 믿는 상태였지만 의사가 새로운 병원을 준비하기 위해서는 여러 가지 준비할 것이 많아서 몇 달의 준비 기간이 필요하였다.

그때 나는 몇 달 그 의사만을 기다리다가 시술을 다시 시작할 만한 마음의 여유가 없었다. 한 달이라도 빨리 임신이 될 수 있게 바로 인공수정이든 시험관이든 진행하고 싶었다. 솔직히 그때 그 의사를 기다렸다면? 지금 와서 생각해 보면 대략 4~5달 정도였는데 그때는 나에게 그 정도의 여유가 없었다. 조금 더 기다려서 내가 믿는 그 의사와 시험관을 계획했던 대로 진행했더라면 아마 내가 임신하는 것이 더 앞당겨졌을 수도 있다. 하지만 그때는 한 달 한 달이 아까웠고 촉박했다. 한 달이라도 빨리 임신하고 싶었다.

 믿고 있었던 의사가 그 병원을 그만두고 같은 병원에서 난임으로 유명하다는 의사들이 모두 내가 진료받은 의사와 함께 병원을 차리기 위해 그만두었다.

 이때 나는 단 한 달이라도 임신을 지체하고 싶지 않았었고 '인공수정이니 시험관이니 이것들은 일종의 정해진 프로세스이기 때문에 어떤 의사한테나 진료를 받아도 상관없을 거야'라고 스스로에게 최면을 걸며 그 병원에 남은 다른 의사에게 진료를 받았다.

 나는 다음 담당 의사를 실력이나 경험에 대한 리서치 없이 내 난임치료의 스케줄에 맞는 의사로 정했다. 그래서 같은 병원에서 내 인공수정이 가능한 사이클에 시간이 맞는 의사와 진료를 잡았고 두 번째 인공수정 시술을 받았다.

 두 번째 인공수정 시술은 끔찍했다. 나는 그때 인공수정 시술을 받으면서 '인공수정은 내가 생명을 잉태하는 시술이 아니라 그냥 말 그대로 시술이구나'라고 생각했었다.

첫 번째 의사와는 정신적인 교감이 형성된 상태였지만 이번 의사는 나와 정신적인 교감이 없는 상태였다. 시술 또한 굉장히 아팠다. 난 이때 '시술에는 의사의 노하우가 필요하구나'를 실감했다. 의사는 환자의 기분이라든지 상태가 어떤지에 대한 대화도 시도하지 않았고 말 그대로 '시술'을 하였다. 무엇보다도 첫 번째 시술 때 받았던 따스함과 안정감과는 달리 매우 나쁜 기분과 아픔만이 기억에 남았다.

다음 날까지 그 안 좋은 기분이 지속되어 병원에 화를 내면서 항의 전화를 했었다. 담당 간호사가 이 전 의사와는 달리 불친절(?)하고 아프게(?) 시술했던 의사에 대해서 굉장히 형식적인 사과를 했다. 하지만 그때는 시술의 결과가 어떻게 나올지 모르는 상태였기 때문에 심하게 항의하지는 못했다. 그 담당 간호사의 뉘앙스도 '과정이 이렇지만 결과가 좋을 수도 있으니 화를 풀어라, 이런 것은 수정이 되는 것과는 별 상관이 없는 것이다'라는 어투가 강했으니깐. 나조차도 '그래, 이렇게 나쁜 기분에도 불구하고 수정이 성공적으로 될 수도 있으니깐' 하는 마음에 그렇게 심하게 항의하지도 못했다.

결과는 실패였다. 그래서 지금까지도 두 번째 인공수정 시술의 속상한 마음이 응어리져 있다. 나는 시술 결과가 나오자마자 당장 다른 병원으로 옮겼다.

아마도 첫 번째 시술의 따스함과 안정감이 없었더라면 원래 인공수정 시술이 이렇게 불편하고 아픈 것이려니 생각했을 수도 있다. 아마도 병원을 옮기면서 또다시 시간을 허비하는 것이 싫어서 그냥 아무 의사와 난임치료를 계속 진행했을 것이다. 비교 대상이 없었더라면 말이다.

나의 몸과 마음을 불편하게 하지만 의사가 성공률이 높다면 난임치료를 계속 진행해야 할까? 또한 아무리 이 난임치료가 공식처럼 정해져 있는 프로세스라고 하더라도 나와 맞지 않는 의사와 진행해야 할까?

내 개인적인 생각과 경험에 의하면 전혀 그렇지 않다. 난임 환자도 환자이기 때문에 몸과 마음, 즉 내 몸 상태뿐만 아니라 정신적으로 의지할 수 있는 의사가 좋은 의사라고 생각한다. J 의사도 내가 단지 선생님이 개업할 때까지 기다리지 않았을 뿐 정말 좋은 의사였고 마지막으로 나와 시험관에 성공한 G 의사도 참으로 좋은 의사였다. 그렇기 때문에 불편한 의사와 함께하면서 심신이 더 불안하고 기분이 나빠지면서까지 이 어려운 난임치료를 더 어렵게 만들 필요는 없을 것이다.

그리고 단 한 달도 기다리지 않으려고 하는 초조함 때문에 충분히 나와 맞는 좋은 의사를 찾을 수 있음에도 불구하고 아무런 교감이 형성되지 않은 의사와의 진료를 선택하는 오류는 피하는 것이 현명할 것이다.

솔직히 의사를 바꾼다는 결정은 쉬운 결정이 아니다. 차트를 다 옮겨야 하고 내 사이클을 또다시 새로운 의사에 맞춰야 하므로 이러한 과정에서 아까운 몇 달이 또 휘리릭 지나간다. 하지만 여기서 강조하고 싶은 부분은 나와 맞는 의사를 찾는다면 이미 난임치료에 있어 절반 이상을 성공한 것이나 다름없다. '나의 의사 찾는 과정'이 그만큼 중요하다는 것이다.

유명한 G 의사와의 만남, 그리고 첫 번째 시험관 진행

내가 의사를 찾았던 방법은 '인터넷'을 통한 '검색'이었다. 인터넷에는 정보들이 너무나 잘 공유되어 있어서 난임 전문의들을 찾는 것은 어렵지 않았다. 의사들에 대한 후기들도 많이 공유되어 있어 좋은 의사를 찾는 과정은 어려운 일이 아니었다. 단지 그 인터넷 정보가 얼마만큼 신뢰할 만한 정보인지 파악하는 것은 직접 의사를 경험해 보지 않고는 모른다. 나는 적어도 내가 찾은 첫 번째 J 의사가 좋았으므로 내 정보력을 믿기로 했다.

내가 인터넷으로 꼼꼼하게 리서치해서 찾은 세 번째 의사는 난임 분야에서 정말 유명한 G 의사였다. 병원에 가면 예약을 했음에도 불구하고 병원에서 소요되는 시간은 대기 시간, 진료 시간 그리고 검사 시간 등을 포함하여 평균 네 시간 이상이었다. G 의사가 워낙 유명해서 내 사이클에 맞춰서 진료를 볼 수 있는 상황은 아니었다. 의사와 예약을 할 수 있는 시간을 맞춘 후 내 사이클을 의사 선생님 스케줄과 맞출 수밖에 없는 상황이었다.

앞서 잠시 언급했었지만 예약 시간에 맞춰 찾아가 이름을 올려놓고 대기 시간 동안 시간을 절약하기 위해 병원 근처에 있던 거래처들을 돌아다녔다. 그만큼 G 의사와 진료를 하는 것은 오랜 시간과 기다림이 필요했다.

내가 찾은 두 번째 병원의 G 의사를 찾아온 환자는 정말로 많았었는데 이 병원의 분위기는 내가 첫 번째 갔던 난임병원보다 더 우울했다. 첫 번째 갔던 병원은 기다리긴 했어도 이렇게 오랫동안 기다리지는 않았었고 이렇게 많은 사람이 우울하고 슬픈 표정으로 앉아 있지도 않았었다. 그들과 비교하였을 때 나의 상태는 정말 난임이라는 명함도 내밀지 못할 정도였으며 그 병원 대기실에는 울면서 간호사와 예약을 잡는 사람들 그리고 너무나도 절망적이고 지친 표정으로 기다리는 사람들로 가득 차 있었다.

 그 당시 G 의사에게 진료를 받는 사람이 너무 많았다. 그래서 초음파 진료를 받기 위한 가운을 갈아입는 시간을 절약하기 위해 다음 환자가 미리 옷을 갈아입고 커튼 뒤에서 의사의 진료를 기다렸다. 그러면 이전 환자가 G 의사와 대화하는 내용을 커튼 뒤에서 어렴풋이 들을 수가 있었는데 그중에는 절망의 대화도 있었고 또 기쁨의 대화도 있었다. 아이러니하게도 나를 더 괴롭혔던 대화 내용은 "착상이 잘 되었네요. 축하합니다"라는 기쁨의 대화 내용이었다. 커튼 뒤에 앉아 대기하면서 의사를 기다렸던 그 시간들, 나는 항상 언제 의사와 저런 기쁨의 대화를 해 볼까 하는 바람으로 의사를 기다렸다.

 오랜 기다림 끝에 만나게 된 G 의사는 굉장히 따뜻한 분이셨다. 엄마 같은 느낌의 자상한 의사였다. 가식적인 친절함이 아닌 '아 정말로 나를 케어해 주고 있구나, 내 상태에 대해 자세히 봐 주시고 있구나'라는 생각이 진심으로 느껴졌다. 수많은 절망적인 환자들을 끊임없이 대면하고 그 많은 질문에 대해 일일이 답변해 줘야 하는데도 불구하고 귀찮아하는 내색조차 보이지 않으셨고 성심껏 답변해 주셨다.

나는 나의 상태, 즉 선근증, 다낭성 등에 대한 설명을 G 의사에게 주저리주저리 늘어놓았고 앞서 진료받은 기록들도 모두 넘겼지만, 의사는 나의 상태를 본인의 시스템으로 정확히 판단하기를 원했으며 처음부터 다시 시작하자고 했다. 마음 같아서는 바로 과배란 주사 맞고 인공수정이라든지 시험관에 들어갔으면 했지만, 의사는 기초체온 재는 것부터 다시 시작하자고 했다. 하루라도 빨리 임신하고 싶은 나한테 기초체온 사이클부터 다시 시작하자 하니 답답했다. 물론 자상하고 따뜻한 의사였지만 처음부터 시작하자는 소리는 단 한 달도 지체하고 싶지 않은 나의 상황에서는 진정 아쉬웠다. 하지만 그 당시 나로서는 의사를 믿고 다시 시작할 수밖에 없었다.

그래서 기초체온 재는 것부터 다시 시작했다. 기초체온을 측정하는 단계는 난임치료를 한 번이라도 진행해 본 사람이라면 얼마나 초기 단계인지 알 것이다. 하루라도 빨리 아기를 갖고 싶었기에 기초체온을 체크하는 방법이 답답할 수밖에 없었다. G 의사는 나의 기초체온 사이클을 함께 관찰하면서 다른 의사가 발견하지 못했던 점을 발견하였다. 내가 생리를 하지만 무배란 생리를 할 수 있다는 점이었다. 의사는 계속해서 내 사이클을 면밀히 지켜보았다.

의사는 나의 무배란 생리를 확인하고 또한 다낭성난소증후군의 증상도 확인했다. 나의 몇 달의 사이클을 지켜본 G 의사는 나에게 시험관이 가장 적합한 시술이라고 판단하고 바로 시험관 사이클에 들어갔다. 초기에만 자세히 내 상태와 패턴을 파악하기 위해 충분한 시간이 필요하였을 뿐 과배란이나 인공수정이 아닌 시험관이란 판단을 하신 뒤엔 곧바로 시험관 시술 스케줄을 잡았다.

난포를 크게 하는 배주사뿐만 아니라 종류도 여러 가지인 주사들은 솔직히 인공수정 때도 진행했던 것이라 별 어려움이 없었다. 그런데 난자를 채취할 때는 수면마취를 해야 하는 수술에 가까운 시술을 해야 한다. 인공수정이니 하는 다른 시술을 할 때는 보호자가 없이 혼자서도 가능했었는데 난자 채취는 수면마취가 들어가기 때문에 보호자가 필요했고 채취 후에도 안정이 필요했다.

시험관 시술에 있어서 나에게는 배아 이식보다는 난자 채취 과정이 조금 더 힘들었다. 하지만 나는 특별한 부작용이 없었기 때문에 크게 힘들지는 않았다. 난자 채취는 수면마취를 하고 진행했기 때문에 시술 당시에는 아프지 않았다. 하지만 시술 이후에는 지속되는 통증이 있었다. 몸으로 느껴지는 통증과 더불어 내가 몸 관리를 제대로 못해서 며칠 후에 있을 배아 이식 때 잘못되는 것이 아닌가 하는 마음 졸임 때문에 불안했다.

이때 건강한 난자가 많이 채취되면 첫 번째 시험관 시술에 실패하더라도 다음번 시술을 조금 더 수월하게 진행할 수 있다. 즉, 건강한 배아가 많이 나올 확률이 높아지며 건강한 이 배아들은 냉동으로 보관이 된다. 따라서 냉동된 배아가 있는 경우에는 시험관 시술에 실패해도 다음 시험관 시술 때 또 난자 채취를 하지 않아도 되기 때문에 시술이 훨씬 수월해진다.

보통 신선배아를 이식해야 하는지 냉동배아를 이식해야 하는지에 대한 과정에서 질문이 많이 생긴다. 신선배아는 말 그대로 신선한 배아를 이식한다. 냉동배아는 신선한 배아를 냉동시킨 후 환자의 주기에 맞추어 이식한다. 보통 냉동배아가 신선배아보다 확률이 조금 높다고 말하는데 그 이유는 냉동이 되는 배아는 그만큼 배아의 '질이 뛰어나기' 때문에 냉동까지 가능했으리라고 사후적으로 추정된다.[15]

---

15 강지연. 불임 클리닉의 "자연임신": 자연의 경계를 재구성하는 생의학의 수사. 서울대학교 비교문화연구소. 비교문화연구 제18집 2호(2012). 83p.

따라서 신선배아를 이식하는지 냉동배아를 이식하는지도 자신의 상태를 관찰한 의사가 결정할 수 있는 사항이다.

다행히도 나는 건강한 난자가 12개 채취되었고 8개가 좋은 상태로 수정이 되어 배아 냉동이 가능하였다. 첫 번째 시험관이 만일 실패로 끝나더라도 두 번째는 다시 난자 채취를 안 해도 되겠지 하며 안심할 수 있었다. 하지만 채취된 난자의 수가 적거나 난자의 퀄리티가 낮아 시험관을 시술할 때마다 난자 채취 때문에 고생을 하는 사람들이 많이 있다. 이런 경우에는 힘든 시험관 시술이 배 이상으로 더욱 힘들 수밖에 없어 안타까울 뿐이다.

첫 시술에서 G 의사는 건강한 배아 3개를 나에게 이식하였다. 이식하는 당일도 기억이 선하다. 배아를 이식하는 곳은 사방이 온통 흰색의 시술실이었다. 의사는 이식하게 될 배아의 상태가 굉장히 좋다고 하고 좋은 결과가 기대된다고 긍정적인 기운을 불어넣어 주었다. 그리고 이식 전에 내 손을 꼭 잡고 기도를 해 주었다. 나는 종교가 없는 사람이지만 그때를 생각하면 지금도 눈물이 난다. 그 당시 의사가 얼마나 고마웠는지 지금 생각해도 뭉클하다. 왜 그때 눈물이 주르륵 흘렀는지 그리고 지금까지도 그때를 생각하면 눈물이 나는지는 모르겠다. 그냥 고맙고 또 고마웠다. 아이들을 잉태하게 될 수도 있는 순간이었으며 의사는 따뜻하게 나의 아이들과 나를 위해 기도해 주었다. 종교가 없는 나였지만 그 순간이 정말 감사했다.

하지만 결과는 실패였다. 의사도 이렇게 상태가 좋은 배아를 이식하였는데 왜 실패였을까 의아해하고 속상해했다. 하지만 건강한 배아가 냉동되어 있으니 걱정하지 말고 다음 시험관 일정을 잡자고 하였다.

나는 G 의사를 깊이 신뢰하고 있었기 때문에 다음 시험관 사이클을 함께 잡기로 마음먹었다. 그런데 하늘도 무심하게 G 의사의 눈에 이상이 생겨 언제 다시 진료를 시작할지 모른다면서 무기한 휴진에 들어갔다. 정말 답답했다. 한 번도 아니고 두 번이나 믿고 진행했던 의사들에게 이런 일이 생기니 누굴 믿고 이 사이클을 다시 진행해야 하나 절망감이 컸다. 계속되는 임신의 실패로 신경이 예민해지는 상태에 어렵게 만난 좋은 의사에게 또다시 이런 일이 생기니 절망감이 컸고 또 '어떤 의사와 다시 진행해야 하나' 하는 생각 자체가 괴로웠다.

갑작스런 담당 의사의 부재

다른 의사의 다른 진단

G 의사가 눈 때문에 휴진을 시작한 이후 나는 또다시 방황하기 시작했다. 내가 다니던 병원은 난임병원으로 유명한 병원이었기 때문에 그 병원에는 유명한 많은 난임과 의사가 있었으며, 담당 의사가 휴진하였다고 하더라도 내 데이터가 그대로 다른 의사에게 쉽게 이전될 수 있었다. 그때 나는 나의 정보에 바탕이 된 의사가 아니라 또다시 나의 스케줄에 맞춰서 의사를 선택했다. 나는 또 나의 정보를 무시하고 단지 대기가 길지 않고 바로 내 사이클에 맞추어 난임치료를 진행할 수 있는 의사를 선택하고 진료를

예약했다.

 그때는 참을성도 없었고 단 하루라도 빨리 아기를 갖고 싶은 마음이 너무도 절실해서 상황을 객관적으로 보는 행동은 아무것도 하지 않았던 것 같다. 중요한 것은 나의 사이클이었다. 한 달이라도 늦추지 않고 임신을 시도할 수 있는 방법을 찾았다. 시험관이나 인공수정은 몸 상태가 좋다 하여 바로 할 수 있는 것이 아니다. 한두 달은 또 주사와 약 복용 등으로 시술 준비를 해야 한다. 거기에 의사가 유명한 경우 초진에 대한 대기 기간이 최소 한두 달 정도 있는 것을 고려하고 의사가 시험관이나 인공수정을 시작하기 전에 몸 상태를 몇 달 살펴보기를 원한다면 여기서 벌써 반년이 휙 지나가 버린다.

 나의 머릿속은 다시 계산을 시작했다. '어떻게 해야 기다리는 시간을 줄이고 빨리 이 프로세스를 다시 시작할 수 있을까'에 관해서다. 몇 달을 자연임신을 시도하며 G 의사가 눈을 다 치료한 후까지 기다려서 시험관을 시도해야 하는지? 아니면 다른 의사와 시험관을 시도해야 하는지? 복잡했다. 고민 끝에 내린 나의 결론은 '일단 G 의사를 기다리자'는 것이었다. 내가 믿는 의사를 기다리고 그동안에 나와 스케줄이 맞는 의사와 인공수정을 한 번 더 시도해서 임신의 확률을 높여 보자는 것이었다.

하지만 나와 스케줄이 맞는 P 의사는 나의 진료 데이터를 보더니 다른 수치도 좋고 별다른 나쁜 증상이 없어 보인다고 하였다. 참으로 신기한 것은 같은 병원에서 똑같은 진료 데이터를 보고 G 의사는 시험관을 결정하였고, P 의사는 자연임신을 추천한 것이다. 똑같은 데이터를 기반으로 이렇게 의사의 진단이 달리 나올 수도 있는 것이다. 특히나 나같이 모호한 원인불명의 난임일 때 어떤 의사가 어떤 진단을 내리고 어떤 치료법을 내리는지는 정말 천차만별이다. 그러니 비전문적인 환자의 입장에서는 나날이 지출되는 병원비용과 시간이 지날수록 불리해지는 나의 생리학적 시간, 거기에 아기를 갖고 싶은 절실함까지 감안해 어떤 의사의 말을 들어야 맞는지까지 결정해야 하니 참으로 어려운 일이 아닐 수 없다.

P 의사는 단지 임신이 안 되는 것은 다낭성이 가장 큰 요인일 것 같으니 차분하게 기다리면서 몸을 건강히 하고, 다낭성의 요인을 치유하면서 자연임신을 시도하는 것이 좋은 방법이라고 하며 인공수정조차 권유하지 않았다.

첫 번째 의사는 절실하지 않았을 때 시험관을 추천하였고 마지막 의사는 절실해서 한 달이라도 더 빨리 어떠한 시술이든 하려 했을 때 자연임신을 추천하였다. 물론 틀린 말은 아니다. 다낭성 요인이 최대한 없어지도록 건강한 몸을 유지하고 자연임신을 시도해 보라. 이것은 내가 그토록 원했던 '원인을 찾아서 그것을 해결하고 임신을 시도하자'라는 생각에 가장 근접한 답 아니겠는가? 하지만 그 당시 자연임신을 제안한 마지막 P 의사의 말은 귀에 들어오지도 않았다. 물론 시험관과 인공수정을 진행하지 않는 동안에도 자연임신을 계속 시도했던 것은 두말할 것도 없다. 하지만 안 되는데, 아무리 시도해도 안 되는데 왜 이 의사는 조급한 우리에게 자연임신을 시도하라고 하는지. 그 당시에는 참으로 답답했다.

 결국은 과배란이며, 인공수정이며 어떠한 인공적인 방법을 시도하지 않고 계속되는 자연임신의 실패로 방황하면서 마음고생을 하고 있던 도중 G 의사가 기존 환자만을 계속해서 진료한다는 연락을 받고 당장 G 의사와 함께 다음 시험관 시술 날짜를 잡았다.

나에게 좋은 의사인지 어떻게 알 수 있을까?

 G 의사는 굉장히 유명한 의사였기 때문에 초진에 대한 대기 기간도 길었으며 진료를 받으러 가는 날조차도 대기 시간이 무척 길었다. 그렇게 어마어마한 수의 환자들을 진료하는데도 불구하고 내가 G 의사에 대해 뚜렷하게 기억하는 것은 나의 몸을 굉장히 꼼꼼하고 세심하게 진찰했다는 것이었다. 물론 다른 의사가 대강 봤다는 것은 아니다. 하지만 환자의 수가 상대적으로 이렇게 많은데 환자 한 명 한 명에게 긍정적인 에너지를 가지고 자상하고 친절하게,

거기다가 꼼꼼하게 진료하는 것은 결코 쉬운 일이 아니다. 물론 환자에 따라 난임치료에 성공하는 경우도, 또 실패하거나 잘못되는 경우도 많이 있을 것이다. 진료실에서 울면서 나오는 환자를 수도 없이 봤기 때문에 감정의 기복이 불안정하고 상처받기 쉬운 환자들을 진료하는 정신노동이 얼마나 고되었을까를 생각해 보면 의사로서 평정심을 유지하기는 정말 힘들 것이다. 그런데도, G 의사는 나의 기초체온부터 꼼꼼하게 확인하고 나의 난소의 크기며 자궁 상태를 아주 자세히 관찰하였다. 생리 중이더라도 진료를 보는 것은 예외가 아니었다. 환자가 그렇게 많다면 보통 기존의 진료 데이터만을 보고 진행할 수도 있을 터지만 내 기억으로는 나의 몸 상태를 꼼꼼하게 관찰하는 것을 간과하지 않았다. 내가 초경 이후 한 번도 생리를 거른 적이 없을 정도로 규칙적인 생리를 한다고 믿었지만 G 의사는 내 주기를 보며 생리가 규칙적으로 이루어지지 않았다는 결론을 내렸고 거기에 무배란으로 보이는 생리까지도 관찰하였다. 어머니같이 자상하고 거기에 이렇게까지 꼼꼼한 실력 있는 분을 만나기 위해 몇 시간을 기다리는 것은 당연할 수도 있다.

 자상하셨지만 지나친 감정이입으로 쓸데없는 말씀을 하

셨던 분도 아니었다. 분명 하실 말만 하셨지만 그렇다고 그것이 냉정하게 느껴지지도 않았다. 솔직히 환자가 너무 많았기 때문에 G 의사와 진료를 보는 시간은 길어 봤자 몇 분에 지나지 않았다. 그 수많은 환자들 중에 G 의사가 나를 차트로 기억할 거라는 것은 알고 있었다. 감정을 오버로 이입하여 쓸데없는 희망을 안겨 주거나 하지 않으셨다. 그래서 오히려 이성적인 우리 남편이 더 신뢰했던 것 같았다.

많은 난임과 의사들과 한의사들을 거쳤지만, 그때 당시에는 어떤 의사가 좋은 의사인지를 어떻게 알 수 있는지에 대한 기준의 객관성이 굉장히 떨어진다. 뚜렷한 이유 없이 난임을 겪고 있는 경우 "더 기다려라, 자연임신이 될 것이다"라고 말하는 의사도 있을 것이고 시험관을 권하는 의사도 있을 것이다. 난임 의사 중에 두 명은 나보고 기다리고 자연임신을 시도하라고 했다. 만일 이 말을 듣고 계속해서 더 기다렸다면 과연 나는 자연임신에 성공할 수 있었을까? 그건 나도 모르는 일이다.

앞서 말했지만, 정신적으로 나를 안정시키고 동시에 실력 또한 좋은 의사를 찾는 일이란 정말 어려운 과정이었다. 또한 나와 맞는 의사라 할지라도 다른 사람하고 맞지 않을 수도 있다. 그렇지만 객관적인 판단에 도움이 될 수 있는 것은 '이 의사가 나의 상태에 대해 꼼꼼하게 관찰하고 있는지?'의 여부이다. 그리고 '나의 불안한 정신상태를 의지할 수 있는 선생님인가?'까지 고려한다면 가장 좋을 것이다. 정확하게 난임의 요인이 무엇인지 과학적으로 딱 부러지게 규명할 수 없는 경우라면 나의 몸 상태를 꼼꼼하게 관찰하고 나만의 몸 상태에 맞추어 과학적인 판단을 내려줄 수 있는 의사가 필요할 것이다. 적어도 나와 G 의사의 경험은 그랬다.

대기가 많은 의사의 경우 내쫓기다시피 진료를 받은 경험이 한 번쯤은 있지 않은지? 적어도 우리는 어떤 의사에게 진단을 받지 말아야 하는지 선택할 수 있지 않은가? 그냥 차트를 옮기는 것이 번거로워서 그리고 과정을 다시 시작하는 게 시간 낭비가 될 것 같아서라는 변명은 중요한 결정을 하는 데는 통하지 않을 것이다. 찾아보면 좋은 의사들은 많이 있다.

난임치료를 진행하는 사람들을 대상으로 실제 시술 기관 및 의료진에 대한 인식을 인터뷰한 자료가 있다. 난임 시술 여성의 신체적, 정신적, 사회적, 경제적 부담 및 영향을

항목별로 살펴보면,

   신체적 영향: 시술 부작용 감수 조치 처치 미흡
   정신적 영향: 정서적 지지 부족, 기계적인 진료
   사회적 영향: 시술 의료기관이 갑·을 관계
   경제적 영향: 과잉진료, 비급여 항목, 수가 설정에 대한 의문[16]

물론 여기서 시설이나 의사 모든 면에 대한 완벽을 기대하기는 힘들지만, 적어도 현재 자신을 진료하고 있는 의사에게서 위와 같은 부정적인 키워드가 도출되었다면 다시 한번 고민해 봐야 하지 않을까?

---

[16] 황나미 외 8명. 난임치료 확대 등 난임 지원을 위한 실태 및 제도 개선 방안. 보건복지부 한국보건사회연구원. 정책보고서 2019-28. 209p.

희망적이계도
_____

시험관 아기의 성공률은
25~30%(메디업, 2012. 12)로
굉장히 높은 편이다.

5장

시험관 시술에
들어가면서

시험관 시술을 진행하면서 | 두 번째 시험관 시술 | 너무도 간절한 것이 이루어졌을 때 | 몇 개의 배아를 이식해야 하나? | 고령임신의 위험 | 출산까지의 노력

시험관 시술을 진행하면서

과연 시험관 시술의 성공 확률은 얼마나 되나?

인공수정이나 시험관 시술 시에는 배주사를 가지고 와서 집에서 주사한다. 그 과정에서 "주사? 나 혼자 어떻게 놔?" 처음에는 그런 반응을 보였다. 초기에는 남편한테 놓아 달라고 했지만 시간 맞추기도 힘들고 나중엔 하도 주사를 많이 놓아서 배에 놓는 주사는 스스로 놓는 것이 별것 아니게 되었다.

그러나 인공수정과는 달리 시험관을 할 때는 조금 힘든 주사가 있었다. 유산 방지 주사인 프로게스테론 주사가 바로 그것이다. 시험관 시술 전부터 시술 후 그리고 임신 확인 후에도 수 주 동안 계속 맞아야 하는 엉덩이 근육주사다. 근육주사이기 때문에 잘못 맞으면 부작용이 있을 수 있다고 꼭 병원에 가서 맞으라고 하였다. 정해진 시간에 약병을 들고 하루도 빠짐없이 근처 병원으로 주사를 맞으러 가는 것은 일도 아니었다. 문제는 이 주사를 맞고 제대로 근육을 풀어 주지 않으면 엉덩이가 굳어져서 다음 날 주사 맞는 것이 고역이 된다. 엉덩이 근육이 뭉치지 않도록 풀어 줘야 하고 또 다음 날 가서 주사를 맞아야 한다. 이 또한 간호사마다 주사 놓는 기술이 있는지도 그때 알았다. 아프지 않게 놓는 간호사가 있는가 하면 피하고 싶은 간호사도 있었다. 물론 헌신적인 남편이 근육이 뭉치지 않도록 매일매일 풀어 줘서 많이 아프지는 않았다. 하지만 아무리 열심히 풀어 줘도 뭉쳐서 양쪽 엉덩이가 돌덩이같이 될 때도 있었다. 이런 상황에서 또 주사를 맞아야 할 때는 정말 눈물이 날 지경이었다.

"이 정도쯤이야…. 아기가 생긴다는데…."

하지만 열심히 주사 맞고 피검사를 했는데 결과가 아니라고 나왔을 때…. 이 과정을 또 반복해야 한다고 할 때… 아… 그것은 고역이었다. 정말 시험관을 수도 없이 실패한 사람들은 얼마나 힘들까…. 지금까지 시험관을 여러 번 해서 아기 가진 사람들 이야기를 듣기만 해도 눈물이 나오는 이유는 그 과정을 반복하는 것이 얼마나 힘든지를 알기 때문이다.

요즈음에는 일주일에 한 번만 맞아도 되는 프로게스테론 주사도 있고 또한 스스로 자가 주입이 가능한 질정도 있다고 한다. 그래서 지인은 일주일에 한 번만 주사를 맞아서 "프로게스테론 주사 맞는 거 그렇게 힘들지 않았는데?" 하며 넌지시 말한 적도 있었다. 나는 그사이에 의학의 발달로 하루에 한 번씩 맞던 프로게스테론 주사가 일주일에 한 번으로 대체되었는지 알았다. 하지만 최근에 나의 친동생이 시험관을 진행할 때 여전히 나와 동일하게 프로게스테론 주사를 매일 맞았다. 이는 의사가 환자의 상태에 따라 처방해 주는 것에 달려 있을 것이다.

솔직히 시험관 프로세스 중 가장 힘들었던 것은 나의 마음과 남편의 마음을 다스리는 것이었다. 글을 쓰면서도 울컥하는 까닭은 그때의 과정들과 심리상태가 생각만 해도 힘들고 고단했기 때문이다. 인공수정은 실패해도 시험관이란 것이 있어 절망적이지는 않다. 하지만 시험관은 실패하면 다음에 어떻게 해야 할까 하는 막막한 기분을 컨트롤하는 것이 힘들었다. 물론 나의 경우에는 두 번째 시험관으로 임신에 성공한 케이스이다. 첫 번째에 임신이 되는 사람들도 있지만, 시험관 횟수가 높아질수록 이 초조함과 불안감은 더욱더 고조될 것이다.

하지만 희망적이게도 시험관 아기의 성공률은 25~30%(메디업, 2012. 12)로 굉장히 높은 편이다. '25~30%가 무슨 높은 숫자냐'라고 할 수도 있지만, 난임 환자가 아닌 정상인의 자연임신이 될 확률이 대략 20%[17]임을 감안한다면 높은 수치임이 틀림없다.

남편은 내가 너무 힘들어해서 시험관 시술을 계속 진행하자고 말하기가 어려웠다고 하지만 속으로는 내가 포기하려 하더라도 여섯 번째까지는 시험관을 해 보자고 설득하려 했다고 한다. 다음의 글은 남편의 이런 생각을 뒷받침해 준 논문을 일부 발췌한 것이다.

---

17 Hugh S. Tayor, Lubna Pal, Emre Seli. Speroff's Clinical Gynecologic Endocrinology and Infertility, Ninth Edition. LWW. 2019.

> 실제로 시험관 시술에 한 번 실패하면 17.5%의 환자들이 두 번째 시술을 포기하고, 두 번째 시술에 실패하면 27%가 세 번째 시술을 포기한다고 한다. 또 세 번째를 실패하면 33.3%가 네 번째 시술을 포기하며, 네 번째 시술에 실패하면 39.6%가 다섯 번째 시술을 포기하며, 다섯 번째를 실패하면 41.8%가 여섯 번째 시술을 포기한다고 한다. 하지만 시술을 포기하는 사람들이 없다고 가정할 때 시험관 시술의 성공률은 첫 번째 시술 후에는 25%, 두 번째 시술 후에는 40% 그리고 세 번째 시술 후에는 53%, 네 번째 시술 후에는 62%, 다섯 번째 시술 후에는 68% 그리고 여섯 번째까지 시술 후에는 전체 환자의 72%가 성공한다는 결과가 예상된다.[18]

그래서 남편은 시험관은 하면 할수록 포기만 하지 않으면 성공 확률이 높아지므로 '적어도 여섯 번까지는 시도해 보자'라고 생각하고 있었다고 한다.

솔직히 몸이 힘든 것이 무엇이 문제인가? 그 당시 가장 우려스러웠던 것은 72%의 확률이라고 하더라도 '내가 나머지 28%가 되면 어떻게 하지?'라는 두려움과 정신적인

---

[18] Beth A. Malizia, M.D., Michele R. Hacker, Sc.D., M.S.P.H., and Alan S. Penzias, M.D.. Cumulative Live-Birth Rates after In Vitro Fertilization. the New England Journal of Medicine 2009.

좌절감이었으니깐. 매사에 긍정적인 사람이었음에도 왜 그 당시에는 높은 성공 확률보다도 낮은 실패 확률에 겁을 먹고 있었는지 참으로 모를 일이다.

> 실제 시험관을 진행하면서 가장 검색을 많이 했던 부분이 '도대체 시험관 시술의 성공률이 얼마나 될까?'였던 것 같다. 전체적으로 본다면 25~30%의 높은 성공률을 가지고 있다. 다음의 실제 자료가 도움이 될 것 같아 발췌해 보았다.
>
> **[표 5-1]**
> **체외수정 시술비 지원 건의 임상적 임신율 추이(2013~2017)[19]**
>
> (단위: %)
>
> | | 2013 | 2014 | 2015 | 2016 | 2017 |
> |---|---|---|---|---|---|
> | 시술당 임신율 | 33.5 | 32.4 | 31.5 | 29.6 | 29 |
> | 난자 채취당 임신율 | 31.5 | 31.2 | 29.8 | 28 | 27.3 |
> | 총 배아 이식당 임신율 | 37.6 | 36.6 | 36 | 35.1 | 35.9 |
> | 신선배아 이식당 임신율 | 35.1 | 35 | 34.9 | 34.2 | 34.5 |
> | 동결배아 이식당 임신율 | 48.5 | 41 | 40.6 | 37.2 | 39.1 |
> | 자궁 외 임신율 | 1.1 | 1 | 0.9 | 0.9 | 0.9 |

---

19 황나미 외 8명. 난임치료 확대 등 난임 지원을 위한 실태 및 제도 개선 방안. 보건복지부 한국보건사회연구원. 정책보고서 2019-28. 46p.

두 번째 시험관 시술

나의 두 번째 시험관은 난자 채취를 하지 않고 냉동해 놓은 배아만을 이식하는 과정이었기 때문에 첫 번째 시험관 시술보다는 비교적 수월했다. 두 번째 시술하는 날은 내가 좋아하는 크리스마스를 앞두고 있었다. 12월 23일. 이번에도 G 의사는 따뜻한 응원의 목소리로 시술을 시작하였고 내 손을 꼭 잡고 또 기도해 주었다. G 의사가 기도해 줄 때마다 왜 눈물이 주룩주룩 났는지…. 고맙고 절실하고 이번에는 꼭 정말 잘되었으면 좋겠다는 염원이 너무나도 간절해서일까?

G 의사는 냉동 배아 중에 건강한 배아 3개를 이식하였다. 시술은 굉장히 간단하게 끝났다. 아프지도 않고 편안하게 끝났다. 의사가 "잘되었으니 마음 놓으세요"라고 안심시켜 주고 나는 회복실로 옮겨졌다.

회복실에서 준비해 간 크리스마스 캐럴을 이어폰으로 들으면서 아주 편하게 누워 있었다. 그리고 정확히 10일 후 피검사를 했고 며칠 뒤 병원으로부터 피검사 수치가 너무 높아 아마 쌍둥이일 수도 있다는 전화를 받았다.

너무도 간절한 것이 이루어졌을 때

항상 꿈꿔 왔던 날이 현실로 왔을 때…. 믿기지 않았다.

임테기를 매번 확인할 때마다 결과를 기다리면서 내 머릿속에는 온갖 생각들로 가득 찼다. '만일 두 줄이 나온다면 어떨까? 그렇다면 그 순간 너무 좋아서 울음을 터트리며 남편한테 보여 주려 막 달려 나가겠지? 그걸 본 남편도 함께 환호할 것이고….'

만약에 두 줄이 나온다면…. 그 기쁨과 환희가 너무나 벅차올라 결국은 울음을 터트리게 될 것이고 그 행복한 감정을 어떻게 주체할 수 없을 것이라는 상상을 하곤 했다. 그러면서 실제로 임테기 결과를 기다리면서 '진짜 두 줄이 나오면 어쩌지?' 하며 조마조마 기다린 적이 참 많았다.

 하지만 반면에 냉소적인 면도 없지 않았다. '이번엔 안 나올 거야. 괜히 기대하지 말자….' 하지만 그 냉소적인 것이 100% 냉소적이었다고 말하기는 힘들다. 이번엔 안 나올 거야 하며 스스로를 미리 준비시키는 것이다. 한 줄이 나왔을 때의 좌절감을 미리 완화하는 것이다. 그러면 정말 한 줄이 나와도 그렇게 좌절하지 않을 테니깐. 그렇게 스스로를 진정시키면서도 '혹시나…' 하는 생각이 어떠한 경우라도 밑바탕에 잠재해 있었다. 두 줄이 보고 싶은 그 간절한 바람은 내가 기쁨을 상상하든 좌절을 상상하든 항상 밑바탕에 깔려 있었다.

 하지만 실제로 임테기에 두 줄이 나온 날. 놀라기도 했지만, 솔직히 믿기지 않았다. 내가 상상했던 어떠한 기쁨의 세리머니도 전혀 없었다. 단지 "이게 정말이야?"라는 의심뿐이었고 신기하게도 그 밑에는 '혹시나…'라는 기대감도 일절 없었다.

그날은 시험관 결과에 대해 피검사를 하러 '굳이 꼭 병원에 가야 하나' 하는 생각에 임신 여부를 대략 확인하는 차원의 테스트였다.

12월 23일 2차 시험관 시술 이후 언제나처럼 몸을 굉장히 사리고 웬만한 외출을 하지 않으려고 노력했다. 혹시나 착상되는 데 지장이 되지 않을까 하는 노파심에 말이다. 물론 예외가 아니듯 몸을 사리고 있었지만, 12월 31일 모처럼 친정 식구들이 가족사진을 찍는다고 모였었다. 가족사진 찍으면서도 오래 서 있지도 않고 동작을 과하게 하지 않고 심지어는 가족 모두 청바지를 입는 것이 콘셉트였는데도 타이트하게 입지 않으려고 혼자서 청바지도 입지 않았다. 그리고 그날 밤 가족들과 친정에서 다 같이 저녁을 먹고 화장실에 간 순간 생리혈을 보았다.

12월 31일은 그렇게 보냈다. 친정에서 우리 집까지 오는 동안 남편과의 대화는 먹먹함 그 자체였다. 속상하다는 어떠한 감정표현조차도 없었고 눈물도 안 나왔다. 위로하려는 감정이나 기운조차도 서로에게는 없었다. 그냥 캄캄했다. 지금 내가 기억하는 그날 저녁은 너무나도 어둡고 추웠다. 좌절? 실망? 이런 단어보다는 먹먹하다는 단어가 더 어울릴 것이다. 그래도 좌절, 실망 이 단어들은 아주 조금이나마 희망이라는 단어가 연상된다. 하지만 먹먹함은…. 정말 컴컴했다. 실제로 그날 밤 컴컴한 벽이 점점 내 앞으로 다가오고 있음을 느꼈다. 한 해의 마지막 날 나에게 점점 다가오는 컴컴한 벽을 보고 먹먹한 심정으로 밤을 지새웠다.

그리고 1월 1일 새해 아침, 피검사 하러 가는 날이었다. 아침에 내가 임테기를 테스트해 보려던 이유는 '괜히 임신도 안 되었는데 휴일 아침에 남편을 깨워 병원에 가서 피검사를 받아야 하나' 하는 마음 때문이었다.

그리고 난생처음 보는 뚜렷한 두 줄….

어떠한 환호도 눈물도 아무것도 없었다. 감격? 너무 놀람? 이런 감정도 아니었다. 왜냐하면 난 그 전날 생리혈을 보았고 다시 생리를 시작하는 줄 알았다. 그 전날 이번에 또 실패했다는 체념의 마음으로 밤을 지새웠기 때문에 솔직히 스스로도 믿을 수가 없는 상태였다. 나도 믿기지 않는 상황에서 남편을 깨워서 보여 줬다. 남편도 마찬가지 반응이었다. 그동안 수많은 임테기를 함께 보면서 정말 희미하게 나온 두 줄도 내가 임신이라며 우긴 경우가 많았다. 그때마다 남편은 매몰차게 이건 한 줄이라고 말해 주곤 했다. 그런데 이번 임테기에 대한 남편 반응은 믿기지 않는다는 표정이었다. 갸우뚱하면서 서로를 봤다. 신기한 것은 그 순간에는 어떠한 기쁨도, 환호도 없었다.

임테기에 대한 우리 둘의 결론은 '이 임테기의 결과를 못 믿겠다'라는 것이었다. 정말 믿을 수 없는 결과였다. '그동안의 고생이 이렇게 사라지다니' 하는 환호와 감격 이런 것들은 전혀 없었다. 전날 밤에 본 생리혈로 우리에겐 이번에도 실패했다는 생각이 너무도 지배적이어서 여전히 서로가 못 믿겠다는 마음이 강했다.

둘이 손을 꼭 잡고 피검사를 하러 간 이유도 믿지 못하는 우리의 마음을 그래도 한번 확인해 보겠다는 의미였다. 지금 생각해 봐도 신기한 것은 진정 너무나 바라던 것이 이루어졌을 때는 어떠한 환호나 감격의 감정조차도 생기지 않았다는 것이었다. 그냥 서로가 '믿기지 않는다'라고 생각할 정도로 침착했다.

오는 길에 열려 있는 약국을 찾아서 또다시 브랜드별로

임테기를 사들였다.

결과는 신기하게도 똑같았다. 옛날에는 두 줄로 보일락 말락 한 것을 들고 '조금만 더 기다리면 뚜렷한 두 줄이 될 거야'라는 희망으로 바라봤던 임테기가 이번에는 정말로 선명한 두 줄이었다. 어떠한 브랜드의 임테기도 동일하게 뚜렷한 두 줄이었다.

그런데도 남편과 나는 여전히 믿지 못했다. 1월 1일은 어떠한 환호, 기대 그런 것 없이 서로가 아주 조용하게 보냈다. '아, 정말 임신이면 어떻게 되는 걸까?' 하는 그런 기대나 생각조차 없이 신기하다 싶을 정도로 둘이 너무 차분하게 하루를 보냈던 기억이 난다. 두 줄만 나오면 모든 것이 행복할 줄 알았는데…. 우리는 그 기다리던 두 줄을 보았음에도 불구하고 불안함, 혹시나 이것이 진짜가 아니면 어떻게 하나 하는 초조함과 긴장감으로 어떠한 환호도 할 수 없었다.

다음 날 아침 일찍 병원에서 전화가 왔다. 그리고 나한테 피 수치를 얘기해 줬다. 피 수치가 높게 나왔다고. 그래서 쌍둥이일 확률도 배제하지 못한다고 했다. 높은 피 수치.

거기에다 쌍둥이? 정말 믿기지 않는 전화였다.

 전화를 끊고, 그때야 비로소 남편하고 너무나 기쁜 나머지 서로 환호조차 못 하고 울었던 기억이 난다. 그제야 정말 임신 사실을 믿을 수 있었다. 그날을 생각하니 글을 쓰면서도 기쁨의 눈물이 난다.

 너무나 간절한 것이 이루어졌을 때…. 정말 믿을 수 없었다.

몇 개의 배아를 이식해야 하나?

세 개의 배아 이식과 착상

몇 개의 배아를 이식하는 것은 나에게 선택권이 있었던 것은 아니다. 물론 건강한 배아 위주로 의사가 판단한 것이다. 다 태아의 위험 때문에 다른 국가에서는 배아 이식의 개수를 제한하는 경우가 있다고 한다. 나의 경우에는 시험관 1차에 배아 3개를 이식하였는데 결과는 실패였다. 2차의 경우에는 3개의 냉동 배아를 이식하였다. 의사는 상태가 좋은 배아 순으로 이식을 하였기 때문에 정확히 기억은 나지 않지만 1차만큼의 최상급은 아니었을 것이다. 하지만 건강한 배아였고 2차 시험관 이후 3개의 이식된 배아가 모두 착상에 성공했다.

착상에 성공하고 피 수치 검사 패스 후 배아가 잘 착상되었는지 초음파로 확인하기 위해 G 의사를 방문하였다. 임테기가 아무리 뚜렷한 두 줄이라고 할지라도 그리고 피 검사 수치가 아무리 높다 하더라도 의사가 잘 착상이 되었다는 초음파 결과를 말하기 전까지 남편과 나는 제대로 임신이 된 것인지에 대한 나름대로 불안감을 가지고 있었다.

그날은 커튼 뒤에서 의사를 기다리는 나의 기다림이 예전처럼 초조하지 않았다. 오히려 착상이 잘되었다고 의사가 말하면 커튼 뒤에서 다른 난임 환자가 속상해하지 않을까 하고 남의 기분까지 헤아려 줄 수 있을 만큼 들떠 있었고 빨리 의사를 만나고 싶었다.

초음파 후에 G 의사로부터 "잘 착상이 되었어요. 축하합니다"라는 단순한 답변을 기대했었다. 그런데 의사는 "세 개가 모두 착상이 되었네요"라고 말씀하셨다. 순간 속으로 '아. 세 개나 착상이 되었네. 와! 세 개다. 세 개!' 착상이 성공적으로 된 것만으로도 그 순간은 너무 기뻤다. 하지만 그 기쁨도 아주 잠시였다. 진료하시면서 G 의사는 세쌍둥이의 경우 나머지 두 태아와 산모에게 위험할 수 있으므로 선택유산을 권하셨다. 그 짧은 시간은 최고의 기쁨과 동시에 만감이 교차하는 시간이었다. 임신이 되었다는 행복만을 느끼고 싶었지만 그렇지 않았다. 그런 것을 보면 오래 기다린 행복을 좀 충분히 만끽할 수 있는 시간을 가진다는 간단한 일이 실현될 수 없을 정도로 세상은 참 복잡하다.

착상되었다는 행복과 동시에 또 하나의 걱정이 시작되었다. 하지만 그 당시 내 기억으로는 그 복잡한 걱정은 잠시였다. 나는 의사의 진료실을 나서면서 '세쌍둥이가 뭐가 어때서? 난 할 수 있어'라는 마음으로 착상의 기쁨을 만끽하며 남편을 바라보았다.

남편이 후에 종종 이야기하기를 내가 G 의사 진료실을 나왔을 때 나의 얼굴에서 빛이 보였다고 한다. 항상 그 진료실을 나오면 우울한 모습이었지만 그날만큼은 입에 함박웃음을 띤 내 얼굴 주변으로 광채를 보았다고 한다. 남편은 내가 말하지 않아도 착상이 잘되었다는 결과를 이미 얼굴을 보고 알았다고 한다. 하지만 내가 세 개가 착상되었다고 하는 순간 남편은 행복과 동시에 큰 고민을 떠안았다.

행복을 만끽하는 것은 잠시, 집에 와서 남편과 많은 고민을 하였다. 남편은 굉장히 이성적이었기 때문에 이런 경우 의사가 권해 주는 대로 선택유산을 해야 한다고 했고 나는 세쌍둥이로 갈 것을 고집했다. 우리의 분쟁은 결론이 나지 않았다. 우리는 다시 큰 고민에 빠졌다.

의사는 아기집이 커지기 전에 빠른 시일 내에 날짜를 잡으라고 하였고 우리는 일단 아기집의 크기를 확인하기 위해 다시 병원을 방문했다. 그런데 정말 믿기 힘든 일이 일어났다. 그때 G 의사의 부재로 다른 의사가 초음파를 봤었는데 아기집이 두 개뿐이라고 하였다. 나는 세 개의 배아가 모두 착상되었다고 들었고 각각의 크기가 얼마나 큰지 알아보러 왔다고 계속해서 말했다. 의사는 거듭 아기집이 두 개밖에 안 보인다고 답했다. 우리는 물어보고 또다시 물어봤다. 분명 세 개인데 하나가 어떻게 된 것인지? 의사의 말로는 하나의 아기집은 자연 도태된 것 같다고 하였다.

이때를 생각하면 정말 감사하고 또 감사하다. 우리가 힘든 결정을 내리지 않도록 그리고 나머지 아이들이 무사히 자랄 수 있도록 이런 상황이 된 것은 정말 감사할 따름이다.

남편과 나는 드디어 하나의 산을 넘었다. 그리고 이제 또다시 고령임신이라는 산을 함께 넘어야 했다.

다음은 이식배아의 수에 대한 규정과 지침에 대해 발췌한 내용이다. 2015년 10월 보건복지부는 시술 여성 및 태아의 건강을 보호하고 생명윤리 차원에서 기존의 가이드라인을 개정하여 시술 여성의 연령을 35세 전후로 구분하여 배양일 수에 따라 이식할 수 있는 배아 수를 제한하였다.

[표 5-2]
정부의 체외수정 시술의 최대 이식배아 수 허용기준 지침
(보건복지부, 2016년 모자보건사업안내)

여성연령	5~6일 배양 후 배아	2~4일 배양 후 배아
35세 미만	1개	2개
35세 이상	2개	3개

하지만 현행 배아이식 수는 지침의 성격이어서 위법 시 법적 조치는 없는 상황이다.[20]

---

20 황나미 외 8명. 난임치료 확대 등 난임 지원을 위한 실태 및 제도 개선 방안. 보건복지부 한국보건사회연구원. 정책보고서 2019-28. 111p.

고령임신의 위험

난임과에 다니면 다들 그 마음을 알 것이다. 어떻게 해야 산과를 갈 수 있는지? 난임과에 다니면서 산과로 향하는 임산부들을 볼 때 얼마나 부러웠었는지…. 그렇게 바라고 바라던 산과로 가게 될 때는 난임과의 G 의사와 작별을 해야 했다. 솔직히 나는 'G 의사가 우리 아이들이 출산하는 것까지 봐주시면 얼마나 좋을까'란 생각을 할 정도로 G 의사에게 의지하고 있었기 때문에 임신 후에도 계속 진료를 보고 싶었다. 하지만 분야가 다르므로 그것은 어렵다며 G 의사는 같은 병원의 산과 의사를 추천해 주셨다.

착상이 잘 되어서 산과로 가게 되면 모든 근심 걱정이 사라질 것만 같았지만 그렇지 않았다. 물론 다들 그렇겠지만 아이들이 손가락과 발가락이 모두 정상적으로 태어나는 그날까지 마음을 한순간도 놓아 본 적이 없을 것이다. 임테기에 두 줄만 보이면 세상의 모든 것을 얻은 듯한 행복을 가질 것으로 생각했던 게 언제였던가…. 하지만 두 줄이 보인 후로부터 생긴 이 불안함과 긴장감은 아직도 끝이 보이지 않는 멀고 먼 여정의 시작이었다. 이제부터 본격적인 엄마, 아빠로서의 책임감의 무게가 아마도 이 불안함과 긴장감의 시작이었을 것이다.

산과에서 초음파를 확인할 때마다 항상 아이들에게 이상이 없기만을 간절히 바라면서 병원에 다녔었다. 나 같은 경우에는 고령에 해당하는 41살(만 39세) 초산이었기 때문에 의사가 양수검사를 권했다.

남편과 나는 또 근심 걱정에 빠졌다. '양수검사. 과연 해야 하는가?'를 고민하기 시작했다. 일단 남편과 나는 우리의 입장이 아닌 태아의 입장에서 생각하기로 했다. 우리의 마음을 안정시키기 위해 태아에게 단 1%라도 위험한 행위를 절대 하고 싶지 않았다. 특히나 쌍둥이의 경우에는 각각의 양수를 채취해야 해서 그 위험이 배가 될 수도 있을 것을 생각하니 결론에 쉽게 다다랐다. 솔직히 양수검사를 한다고 하더라도 결과가 잘 나오면 할 필요 없는 검사를 한 것이 되며, 잘 안 나오더라도 우리의 결론은 동일할 것이기 때문에 양수검사가 필요 없었다.

결정을 내린 직후 얼마의 시간이 지났을까? 또 하나의 문제가 생겼다. 태아 한 명의 뇌에 이상 소견이 보인다는 초음파 결과가 나왔다. 산과 의사는 다른 곳도 아닌 뇌의 이상 소견이기 때문에 반드시 양수검사를 실시해야 한다고 말했다. 그렇게 말하지 않으면 나중에 의사를 탓할 수 있다면서 강력하게 권했다. 남편과 나는 또다시 고민하기 시작했다.

그때 우리가 할 수 있는 일은 일단 초음파에 가장 권위 있는 산과 의사를 찾는 일이었다. 나의 난임치료도 마찬가지였지만 의학적인 진단은 명확하게 'A, B다'라는 답을 낼 수 있는 일이 드물다. 어떠한 현상이 있다면 이러이러한 증후가 있으므로 이에 대해 정해진 교과서적인 프로세스를 따르는 것이다. 우리의 산과 의사는 교과서적인 프로세스를 따랐으며 만일 교과서적인 프로세스를 환자에게 권해 주지 않았을 때 나중에 본인에게 원망의 화살이 돌아올 수도 있다는 이야기까지 하셨다. 물론 맞는 말이다. 하지만 우리의 결론은 이미 정해졌기 때문에 아이들에게 무리가 되는 행동을 선택하고 싶지 않았다.

우리는 초음파과 권위자인 S 병원의 K 의사를 찾아갔다. K 의사는 유명한 산과 의사이다. 원래 K 의사와 진료를 보기 위해서는 대기일이 길지만, 우연히 내가 K 의사와 산전검사를 했던 기록이 있어서 예약을 일찍 잡을 수 있었다. 보통 유명한 의사는 초진에 대한 대기 시간이 길어서 의사를 바꾸는 일이 여간 힘든 것이 아니다. 임신 전에 미리 좋은 산과 의사들을 찾아다녔던 준비과정들이 이때 빛을 발하는 것 같았다. 임신 전에 K 의사는 "임신하시면 오세요~"라고 했는데 리서치하다 보니 이분이 산과 초음파에 있어 최고 권위자였다.

K 의사는 이렇게 진단했다. "현대 과학이 너무도 발전했기 때문에 과거에는 볼 수 없었던 부분까지도 자세하게 초음파로 확인이 됩니다. 이 경우는 문제를 초래할 정도의 이상 소견으로 볼 수 없습니다."

또 한 번 산을 넘었다. 이후 우리는 산과 의사를 K 의사로 바꿨다. 그렇게 꿈에 그리던 산과에 갔건만 아직도 두 쌍둥이가 건강하게 태어나기까지는 산 넘어 산이었다.

K 의사는 굉장히 인간적이셨지만 냉철하셨고 염려되는 모든 질문에도 우리를 귀찮은 존재로 여기지 않는 참을성이 있으셨고 의지할 수 있는 의사였다. 난임과 G 의사에 이어 산과의 K 의사를 만나 참 다행이었다.

임신이 안정기에 들어서면서 한 가지 나를 괴롭혔던 것은 너무도 심한 입덧이었다. 입덧은 모두 다 하는 것이라 대수롭지 않게 생각하지만 나 같은 경우에는 물 한 모금을 마실 수 없는 심한 입덧이었다. 물은 고사하고 입 속에 고여 있는 내 침조차도 삼킬 수 없을 정도로 극심한 입덧이었다. 침을 삼키지 못해 내 주변에는 크리넥스 더미가 항상 산처럼 쌓여 있었다. 또한 나의 후각 능력은 어찌나 예민했는지 주변의 모든 냄새를 감지하고 즉각적으로 반응했다. 후각이 너무 예민해서인지 어떤 음식도 먹을 수가 없었다.

배 속 아이들의 영양이 너무 걱정되어서, 정말 힘들게 먹은 것을 다 토해 낼 때마다 너무도 속상했다. 먹을 것이 들어가기만 하면 때와 장소를 가리지 않고 사방에 토해 낸 것들을 남편이 일일이 뒤처리하느라 고생했다. '아무리 임산부가 입덧이 심해도 배 속에 아이들은 영양이 충분하다'라고 들었지만, 너무 심한 상태가 지속되어 수액과 영양제로 연명하며 하루하루를 보냈었다. 참으로 나의 임신의 길은 멀고도 험했다.

극도로 심한 뱃멀미하는 기분이 온종일 지속되는 그 느낌이란…. 일하는 동안 힘이 없어서 수액과 영양제를 맞으러 가는 것을 보고 직원들은 내가 시험관 시술 때문에 힘들어서 그러는 줄 알았었다고 하는 후문이 있다. 다들 하는 입덧을 이렇게 난리를 부리며 할 것이라고는 생각도 못했을 것이다. 배 속에 아이들은 외부로부터 내 입 속으로 들어오는 것들을 일절 거부했다.

임신 4개월에서 5개월 즈음 여전히 물은 마시지 못했지만, 수액과 영양제 대신 얼음을 입에 물고 있을 수는 있었다. 그리고 이것보다 조금 더 상태가 괜찮아질 때는 여전히 거친 느낌 때문에 물은 삼키지 못했지만 이온 음료 정도는 마실 수 있었다.

출산까지의 노력

입덧으로 인한 심한 체중 감량 때문에 아이들을 걱정했던 남편은 입덧이 차츰차츰 끝나감과 동시에 나를 사육(?)하기 시작했다.

우리의 목표는 '최소한 아이들을 인큐베이터에 들어가지 않도록 하자'였다. 그러기 위해서 우리가 할 수 있는 일은 두 가지였다. 첫째로 아기의 크기를 키우고, 둘째로는 최대한 오랫동안 엄마 배 속에 있도록 하는 것이었다. 그래서 고기, 전복 등 고단백질을 섭취해서 1kg씩 계속해서 몸무게를 늘리는 일이 시작되었다.

특별히 식욕은 강하지 않았지만, 아이들을 위해서 열심히 단백질을 섭취하기 시작했다. 원래 나의 평균 몸무게는 53~55kg 정도였으나 입덧으로 48kg까지 빠졌다가 다시 점점 늘어나기 시작해 임신 말기에는 80kg에 육박할 정도가 되었다. 왕성한 식욕이나 식탐이 있었던 것이 아니었기 때문에 폭식은 전혀 하지 않았다. 오직 단백질 위주의 영양가 있는 음식만을 부지런히 섭취해서 건강하게 몸무게를 늘렸다. 솔직히 아기의 몸무게는 인큐베이터에 들어가고 안 들어가고의 여부와는 상관없다. 크기와 상관없이 아기의 폐가 스스로 숨을 쉴 수 있는지가 중요하다. 따라서 태어나 봐야지 자가 호흡의 여부를 알 수 있다. 그런데도 우리는 열심히 아기들의 몸무게를 키우는 데 집중했다.

몸무게가 늘어남에 따라 걱정이 되는 것은 바로 조산의 위험이었다. 쌍둥이의 경우는 무게 때문에 조산의 가능성이 더 크다. 걷는 것도 굉장히 조심했으며 되도록 많이 걷는 일을 피했다. 그래도 나는 일을 해야 했기 때문에 거래처에도 나가 봐야 했다. 그때마다 걱정되는 것은 자궁 경부 길이였다. 최대한 엄마 배 속에 오래 있길 바랐기 때문에 아이가 많이 내려와 있으면 불안할 수밖에 없었다.

　남편과 나는 매우 조심스러웠고 막달이 가까워지면서부터 자궁 경부 길이를 자주 측정했다. 조금이라도 몸에 이상 증후가 있으면 절대 주저하지 않고 응급실로 갔다. 내가 다니던 병원은 집 근처에 있는 대형 종합병원이었는데 고맙게도 임산부만을 위한 응급실이 따로 운영되고 있었다. 어떠한 경우의 수로도 '만약에'라는 위험을 감수하고 싶지 않았기 때문에 응급실 가는 것을 주저하지 않았다. 또한 큰 병원에서는 담당 의사가 있어도 예약한 날 이외에 특별히 위급한 상황이 아니면 만나기가 힘든 단점이 있다. 따라서 우리는 응급실 갈 상황이 아니라면 당장 달려갈 수 있는 동네 산부인과도 병행하며 다녔다.

　몸무게도 거의 두 배 가까이 늘어났고 막달이 가까워지자 숨 쉬기가 힘들었다. 8월에 폭염주의보 때문에 전력 수급이 부족하다는 뉴스가 연이어 나왔다. 물론 대형병원이라 염려하지 않아도 되었지만, 혹시라도 출산 중에 블랙아웃이 되면 어떡하나 하는 걱정을 할 만큼 더운 여름이었다. 주위 사람들의 말에 의하면 내 배는 정말 풍선처럼 부풀어 올라 터질 듯했다. 막달이 가까워지면서 하루하루 누워 있는 것도 힘들고 앉아 있는 것도 힘들 정도였다. 쌍둥이도 이렇게 힘든데 세쌍둥이 이상을 가진 엄마들, 정말 대단하다.

출산 전날 병원에 입원하였고 아침 일찍 수술실에 들어갔다. 불과 몇 시간 후에 우리 예쁜이들을 볼 생각에 마음은 초긴장하고 있었다.

대형 종합병원이라 수술실 앞에서 대기하는 환자들이 몇몇 있었다. 수술실에 들어가기 전에 내 옆 침대에 누워 있는 나랑 나이 또래가 비슷해 보이는 한 여자가 내 배를 보더니 축하한다고 말해 주었다. 자신도 작년에 여기서 아기를 낳았다고 했다. 본인도 시험관으로 힘들게 아기를 낳았다고 했다. 내가 무슨 일로 수술을 하느냐고 물었더니 갑상선암으로 수술한다고 하였다. 순간 눈물이 핑 돌았다. 그렇게 고생해서 시험관 시술 끝에 아기를 낳았는데 암으로 수술실 앞에 있는 그녀가 너무도 안쓰러웠다. '엄마가 되는 것이 참으로 어렵구나.' 힘들게 가진 만 한 살 된 아이를 두고 암 수술을 해야 하는 엄마를 보니 현실이란 것이 참으로 잔인했다. 우리는 서로를 응원하고 각자의 수술실로 향했다.

수술은 부분마취로 이루어졌다. 척추에 마취 주사를 놓고 얼마 안 있어서 낮익은 담당 K 의사의 목소리가 들렸다. 그리고 얼마쯤 있다가 몸이 좌우로 흔들리더니 첫째의 우렁찬 울음소리가 들렸다. 가운데는 머리가 없고 양쪽으로만 머리가 난 첫째가 얼마나 사랑스럽고 귀여워 보이던지. 감동의 눈물 콧물이 막 범벅이 되고 있는데 둘째가 왜 빨리 안 나오나 싶었다. 참으로 그 기다림의 1분이 너무나도 길었다. 또 한 번 몸이 흔들리고 둘째 울음소리가 들렸다. 그리고 똑같은 머리 모양을 한 둘째를 보고 기쁨의 눈물을 흘리며 편하게 전신마취에 들어갔다.

그렇게 37주 4일 만에 8월 가장 더운 여름, 우리 예쁜 둥이들이 태어났다. 그리고 둘 모두 감사하게도 인큐베이터에 들어가지 않고 각각 2.83kg, 2.57kg으로 건강하게 태어났다.

아무리 내가
_____

젊어서 쉽게 아기를 가질 수 있다 하더라도
나는 여전히 나이 들어서
아기를 갖는 것을 선택할 것이다.

6장

회상

시험관을 과연 해야 하는가? | 힘들다, 그렇지만 희망이 있다 | 자연임신이 가능한 사람과 그렇지 않은 사람 | 나에게 다시 선택권이 있다면? | 남편의 회상

시험관을 과연 해야 하는가?

원인을 모르는 난임을 겪고 있는 사람들에게 한 가지 팁을 준다면 시험관을 빨리 시작하는 것이라 말할 것이다. 시험관을 계속 부인하다가 시험관을 하려고 마음을 먹은 단계까지 도달하면 그때는 이미 심신이 모두 지쳐서 그저 지푸라기라도 잡고 싶은 심정이 되어 버릴 수 있다. 그렇게 되면 안 그래도 힘든 시험관 프로세스가 더 힘들어진다.

나의 경우에는 수도 없는 자연임신 실패와 과배란, 인공수정 실패 등 많은 프로세스를 거쳐 몸도 지쳤지만, 무엇보다도 정신적으로 지쳐 있는 상태에 간절한 기대가 너무 커버린 상태에서야 비로소 시험관 시술을 해야겠다고 마음먹은 것 같다. 물론 시험관 시술을 한다고 바로 아기가 생긴다는 보장은 없다. 또한 시험관 시술까지 했는데 이것도 안 되면 도대체 어디로 가야 할지 더 이상 갈 곳이 없다는 것도 사실이다. 정말 명확한 이유가 있어 임신이 안 되는 경우를 제외하고는 나같이 선근증일 수도 있고 다낭성일 수도 있고 자연임신이 가능할 수도 있다는 희망이 있는 상태라면 자연임신이란 희망의 끈을 놓기는 힘들다.

현대 의학으로는 왜 임신이 안 되는지를 구체적으로 아주 자세하게 규명할 수 있는 병명이 한정되어 있다. 내가 왜 임신이 안 되냐고 의사한테 물어보면 대부분은 난임이란 난임 학회가 있을 정도로 복잡하고 지속된 연구를 요구하는 분야인데 진료를 받는 이 자리에서 단순하게 대답하기는 힘들다고 말한다. 단지 무엇이 난임을 유발한다고 추정하는 정도의 진단만을 내릴 수 있다는 것이다.

얼마 전 내가 심한 두통으로 병원을 찾았는데 MRI를 찍어도 아무 이상이 없다는 결론이 났다. '그렇다면 왜 두통이 있는 것이냐'에 대해 의사한테 집요하게 물었지만, 대답은 예상한 대로였다. 두통이란 두통 학회가 있을 정도로 복잡하고 그 요인이 다양하므로 어떤 것에 의해 두통이 유발된다는 추정이 가능할 뿐 그 요인을 정확하게 말해 주기는 어렵다는 것이다.

이렇게 현대 의학으로는 'A이기 때문에 B이다'라는 명확한 원인과 결론을 규명하는 것이 어려운 경우가 상당히 많다. 하지만 적어도 시간이 흐르면 생식기는 노화되어 간다는 사실 정도는 알고 있지 않은가? 여기에 난임으로 인한 정신적인 스트레스까지 더해진다면 과정이 힘들어지는 것은 당연할 것이다. 따라서 원인불명의 요인을 밝혀내는 것 때문에 스트레스를 받지 말고 이 인고의 과정을 심신이 지치기 전에 빨리 과학의 힘을 빌려 시작하는 것이 팁이라면 팁일 수 있겠다.

자연임신이 안 되는 명확한 이유가 없는 것이 오히려 더 '나는 자연임신이 될 수 있어' 하는 기대의 끈을 놓지 못하게 하는 것이라 이 과정을 더욱 길고 지치게 만드는 요인이 될 수 있다. 처음부터 자연임신, 인공수정을 시도해도 진행되지 않으면 바로 시험관으로 들어가서 주관적인 기대감이 아니라 과학적인 기대감으로 바꾸는 것이 현명한 방법일 것이다.

 솔직히 아기를 키워 보면 자연임신으로 아기를 갖든 시험관으로 아기를 갖든 전혀 상관이 없다. 실제 난임 시술을 이용한 출생아의 장기 건강 예후에 대한 연구자료에 의하면 보조생식술을 이용한 출생아와 자연임신 출생아의 발달 지연, 정신운동 발달, 영아 발달, 정신 발달, 신경발달학적 및 기능적 예후, 성장 및 인지 발달을 비교한 연구에서 출생 방법과 아동기 발달 상태는 관련이 없는 것으로 보고되었다.[21] 그렇다면 자연임신을 통해서건, 시험관을 통해서건 우리는 아기를 갖는다는 것이 중요한 것이 아니겠는가?

 '시험관을 하면 정말 힘들다고 해서요…. 시험관만은 피하고 싶어요…'라고 생각할 수도 있다. 지금 생각해 본다면 불안정감을 지속시켜 정신을 황폐하게 만드는 것보다는 몸이 힘든 게 나은 것 같다. 지금 와서 나에게 선택권이 있다면 아이는 여전히 늦게 가질 것이지만 시험관은 빨리 시작할 것이다.

---

21 Eisenberg, 2012: Karlar & Molinaro 2008; Hart & Norman, 2013.

힘들다, 그렇지만 희망이 있다

왜 난임을 다루는 책은 많이 없을까? 그럴 수밖에 없을 것 같다. 일단 난임이라는 큰 산을 넘어서 임신에 성공하고 출산을 하게 된다면 그때의 기억을 다시 되새기고 싶지 않을 것이다.

나도 마음을 먹고 글을 쓰는 순간 그때의 그 기분이 다시 살아나서 혼자 눈시울을 적시기 일쑤였고 마음도 먹먹해졌다. 지금의 현실은 너무도 행복한데 그 아픔을 굳이 글로 남기자고 되새김질하는 자체가 고역이었다.

수많은 사람이 난임치료를 거쳐 임신과 출산에 성공했을 텐데. 그런데도 이러한 서적이 많지 않은 까닭은 아마도 그런 이유에서일 것이다. 정말 다시는 기억하고 싶지 않은 시간이기 때문에…. 물론 그러한 암흑의 시기가 있었기에 지금의 행복이 더 소중하고 값진 것일 수도 있다.

힘들고 중간에 포기하고 싶을 때 남편이 이런 말을 한 적이 있다. "이 세상에는 우리가 컨트롤할 수 있는 것이 있고 그렇지 않은 것이 있는데 우리가 컨트롤할 수 없는 것 때문에 스스로를 불행하게 만들지 말자." 아기를 갖는 것은 우리가 컨트롤할 수 없는 것으로 생각하고 그러므로 못 갖는다고 너무 괴로워하지 말자는 것이었다. 하지만 노력하고 최신 의학을 다 구현하면 될 것이라고 믿었기 때문에 이 말을 수용하기까지 오랜 시간이 걸렸다.

과연 아기를 갖는 것은 우리가 컨트롤할 수 있는 것인가? 그렇지 않은 것인가?
그 질문은 대답하기가 무척 어렵다.

이솝우화 중에 이런 이야기가 있다. 포도나무에 달린 탐스러운 포도를 본 여우가 포도를 따 먹으려고 이것저것 다

시도한다. 이 방법 저 방법 시도하다가 포도를 따는 데 실패하고 지쳐 버린 여우는 결국 포도 따 먹는 것을 포기한다. 여우는 "저 포도는 분명 시어서 맛이 없을 거야"라고 하면서 돌아서 가 버린다.

중간에 포기하고 싶은 순간들이 수도 없이 많은데 적어도 포기하려면 나 자신에게 핑계를 대고 스스로 합리화해서 포기하는 것인지 정말 내가 컨트롤할 수 없는 부분이라 포기하는 것인지 구분해서 판단해야 할 것이다.

어렵게 되는 데에는 이유가 있을 것이다. 남들은 다 쉽게 임신하는데 왜 나만 힘들까 하는 생각도 있었지만, 아이들을 볼 때면 이 세상에서 가장 소중한 아이들을 얻는 것을 쉽게 가지려고 한다는 생각 자체가 모순일 수도 있다고 느낀다.

소중한 것을 소중한 것인지 모르고 가질 때와 알고 가질 때는 분명 다를 것이다. 그만큼 소중한 것을 얼마나 소중한지 깨우치는 충분한 기다림의 시간을 가진 후에 탄생한 아이들은 참으로 축복일 것이다. 그렇다면 좌절되어도 힘든 과정을 진행한다는 것은 진정 가치가 있다.

과정은 힘들다. 하지만 그 행복의 빛은 그 힘든 과정을 거칠 값어치가 있다. 그렇다. 그 힘든 시기가 언제 그랬냐는 듯이 잊히고 무뎌지고, 그리고 그때의 그 상처들은 너무나 큰 행복으로 치유된다.

자연임신이 가능한 사람과 그렇지 않은 사람

나보다 한 살 많은 언니는 두 명의 아이가 있는데 모두 자연임신으로 순산했다. 하지만 초반에는 바로 생기지 않아서 한의원에도 다니고 난임병원에 다니면서 과배란도 시도하였다. 언니는 워낙 자연을 좋아하고 애완동물 기르는 것도 좋아해 전원의 삶을 노래하던 사람이다. 그래서 도시에 있는 아파트를 처분하고 전원주택으로 이사를 했다. 거기서 토마토도 키우고 애완동물도 아파트에서처럼 눈치 안 보고 마음껏 길렀다. 언니가 말하길 땅을 밟고 토마토를 키우는 동안 아이가 저절로 생겼다고 한다. 자연과 하나가 되고 마음을 편히 갖는 순간 아이가 생겼다는 것이다.

물론 이 이야기는 실제 나의 친언니에게 일어났던 일이다. 그리고 사람들은 이런 이야기를 임신이 안 되는 사람들에게 많이들 한다. 땅을 밟고 자연과 하나가 되고 마음을 편히 가지라고…. 이건 정말 임신을 준비하는 사람들은 한 번씩 모두 다 듣는 이야기일 것이다. 내가 한의원에 다니는 동안 의사는 거의 책 한 권 분량의 명상 자료를 주고 좌욕을 하면서 맘을 편안히 하고 좋은 기운만을 가질 것을 강조하였다.

이 모든 것이 맞는 말일 수도 있다. 자연을 접하고 땅을 밟고 마음을 편히 가지면 아기가 생길 수도 있다. 하지만 친언니의 경우를 본다면 전원주택을 처분하고 아파트에서 살 때 둘째도 전혀 기대치 않게 자연임신이 되었다. 사람들은 이 부분은 간과한다. 내가 볼 때는 언니는 자연임신이 가능한 사람이다. 자연과 하나가 되든 되지 않든 말이다. 하지만 나는 그렇지 않았다. 지금 결과를 보면 그것이 보이지만 그 과정만 본다면 언니는 자연과 하나가 되어 마음을 편히 가져 임신이 된 것으로 보이고 나는 그렇지 않아서 임신이 안 된 것으로 보일 수도 있다. 나는 여러 가지 정황으로 보아 자연임신이 가능한 사람이 아닐 수 있다. 그것을 나에게 시험관을 권해 준 첫 번째 의사는 보았고 나는 이것저것 실패한 후에나 보았다. 물론 아주 우연히 자연임신이 될 수도 있지만 나같이 원인불명의 난임의 경우 현대 의학으로 규명할 수 없는 어떠한 요인이 분명 있을 것이며 그 요인은 아마 아주 이후에나 정확하게 밝혀질 것이다. 단지 난 현대 의학으로 구체적으로 규명 가능한 시기에 태어나지 않았을 뿐이고 그 시간대에 살면서 아기를 원하는 사람이다.

세상에는 그저 자연임신이 가능한 사람과 불가능한 사람이 있을 뿐이다. 이것은 개개인의 차이일 뿐이다.

나에게 다시 선택권이 있다면?

젊었을 때 쉽게 임신을 할 것인가?
아니면 힘들어도 나이 들어서 임신을 할 것인가?

어른들이 입버릇처럼 이야기하는 것이 있다. 젊을 때 아기를 가지라고.

솔직히 틀린 말은 아니다. 나처럼 난임의 요인이 명확하지 않았을 때 내가 젊어서 임신을 하였다면 아마도 아기를 더 쉽게 가졌을 수 있지 않았을까? 나는 결혼도 일찍 했다. 그래서 스스로에게 이런 질문을 던져 보았다. 또다시 선택권이 있다면 결혼을 하자마자 젊었을 때 쉽게 아기를 가질 것인가? 아니면 나이 들어서 이렇게 힘든 과정을 거쳐서 아기를 가질 것인가?

 아이러니하게도 그 대답은 언제나 동일하다. 아무리 내가 젊어서 쉽게 아기를 가질 수 있다 하더라도 나는 여전히 나이 들어서 아기를 갖는 것을 선택할 것이다. 힘듦이 덜해서 그런 것이 아니다. 고령임신이 생식적으로 많은 위험을 감수해야 하는 것이 사실이지만 나이가 들면 내가 젊었을 때 가질 수 없는 것들을 많이 가질 수 있는 장점들이 있다. 성숙한 부부관계와 경제관념, 연륜, 인내심 등등이 그것들이다.

 남편과 결혼을 굉장히 일찍 했다. 물론 사랑해서 결혼했지만 수없는 싸움과 화해를 반복했다. 솔직히 각자의 생활이 중요하고 막 경제적으로 독립을 하기 시작한 20대 중반에 결혼했는데 상대방의 이해 안 되는 습관들이 눈에 거슬렸고 서로에게 맞추는 것 자체가 짜증이 났던 시기도 있었다. 지금도 여전히 부부싸움을 하긴 하지만 오랜 결혼생활의 비결이랄까? 서로 감정 소모만 하는 싸움인지 아니면 꼭 필요한 싸움인지에 대한 것을 이제는 서로가 잘 파악한다. 서로 감정 소모만 하는 싸움이라면 하지 않으려고 노력한다. 하지만 꼭 필요한 싸움은 상대방이 지칠 때까지 싸우기도 하고 설득하기도 한다.

 아기를 가지려고 할 때 우리는 이미 10년이 넘는 결혼생활을 하고 있었다. 물론 지금만큼은 아니지만, 그때 당시에도 우리는 아이를 맞이하기 위한 훌륭한 팀워크를 발휘할 수 있었다. 그렇게 서로의 좋은 팀워크가 있었음에도 이 난임치료를 진행하면서 참 많이 싸웠다. 서로가 기다림에 많이 지쳤고 우리도 사람이니깐. 이렇게 부부생활을 다듬어 놓고 아기를 기다려도 힘든데 이러한 부부관계가 형성되지 않은 상태에서 결혼하자마자 내 생식기가 건강하다고 아기를 빨리 가졌다면. 이것은 남편도 나도 원하는 상황이 아니다. 그래서 우리는 부부관계라는 기초를 튼튼히 해 놓은 뒤 그다음 아이를 맞이하고 싶은 생각에는 변함이 없다.

 10여 년이 지나고 나니 어렵고 힘들 때 내 옆을 지켜 주었으면 하는 사람이 더 이상 친정엄마가 아닌 남편이 되었다. 함께 구축해 놓은 튼튼한 관계가 아이를 낳기 위해 아마도 가장 큰 준비과정이 아닌가 싶다. 이 모든 과정을 겪는 그 순간은 친정엄마 그리고 친정 식구가 아닌 남편이 옆에 있었으며 결국 아기의 탄생은 남편과 나의 사랑의 결정체를 의미하였다.

성숙한 경제관념도 무시하지 못하는 부분이다. 20~30대에는 해 보고 싶은 것도 많고 특히 나의 경우에는 맨날 사업한다고 모아 놓은 돈을 다 없애고 아니면 미국에선 좋은 직장에 다니게 되었다고 터무니없이 높은 가격의 집을 사버려서 융자도 제대로 갚지 못하고 허덕였던 갖가지 경험들이 많았다. 30대 후반에 들어서서 또 사업을 시작했으며 몇 번의 시행착오로 인해 돈의 흐름을 충분히 숙지하였고 남편 또한 함께 경제적으로 정신 차리고 안정을 찾기 시작했었다. 성숙한 결혼 관계만큼이나 중요한 것은 성숙한 경제관념일 것인데 나와 남편의 경우에는 20~30대 중반까지 많은 시행착오를 겪으면서 돈을 많이 벌기도 또 많이 잃기도 하면서 이 경제관념을 배워 왔던 것 같다.

부부가 경제관념이 비슷하지 않으면 돈을 모으기가 힘들 수 있다. 한 명은 열심히 버는데 한 명이 밑 빠진 독이라면 소용없기 때문이다. 부부가 서로 성숙한 경제관념을 공유해야 가능할 것이다.

튼튼한 부부관계와 부부의 성숙한 경제관념은 한순간에 쌓아지는 것이 아니라 아무래도 시행착오를 겪기까지 많은 시간이 소요되기 때문에 나는 선택권이 있더라도 이 두

가지를 구축해 놓은 상태에서 아기를 갖고 싶다.

 학부모 모임에서도 나이가 있는 편이다. 나이 들어 보이지 않도록 무수히 노력하지만 이 부분은 어쩔 수 없다. 또한, 이 난임치료는 두 번 생각하고 싶지 않을 정도로 힘든 과정이었다. 하지만 아이를 가져서 제대로 키운다는 것은 내가 몇 년 힘들게 고생하는 것과는 차원이 다른 과정이다. 아이를 키운다는 것은 끊임없는 인고의 과정이 요구된다. 정말 끊임없는 참을성과 노력이 요구된다. 정신적인 성숙뿐만 아니라 경제적인 안정도 절대 무시하지 못한다. 거기에 가장 중요한 성숙한 부부관계까지. 만일 이런 힘든 과정을 겪지 않고 쉽게 젊어서 아기를 가졌다면 뭐 그 나름대로 해답이 있었을 테지만, 지금의 성숙한 정신상태에서 갖는 나의 행복과는 비교도 할 수 없을 것이다. 그래서 난 물론 힘들긴 하겠지만 다시 선택한다고 하더라도 내가 했던 과정을 선택할 것이다.

남편의 회상

남편은 내가 힘들어하는 것을 보는 것이 가장 힘들었다고 한다. 그리고 나도 임신한 사람들이나 아이와 같이 가고 있는 사람들을 볼 때 '저 사람들은 전생에 나라를 구했나?'라는 질투와 부러움으로 바라봤는데 남편 또한 예외는 아니었다고 한다. 특히 자기보다도 아이들을 덜 사랑하는 것 같이 보이는 남자가(이것은 어디까지나 주관적인 관점이다) 아이를 두셋 데리고 다니는 것을 보면 달려가서 때려 주고 싶은 마음이 들 정도였다고 한다.

시험관 프로세스에 들어가면서 첫 번째도 실패하고 두 번째도 실패했다고 생각했을 때, 남편은 시험관 프로세스는 여러 번 하면 가능성이 커진다는 것을 믿고 있었는데, 내가 너무나 힘들어하니까 그것을 어떻게 계속하자고 설득해야 하는지 많이 고민했다고 한다.

앞서 잠시 말했지만, 남편은 속으로는 어떻게 해서든 여섯 번까지는 시도해 볼 생각이었다고 한다. 여섯 번 후에는 우리는 최선을 다했으며 더 이상 우리가 컨트롤할 수 없는 일이라고 마음먹으려 했다고 한다.

남편은 나와 시험관을 진행한 G 의사와 산과 K 의사를 굉장히 좋아했다. 좋아한 이유는 의사 선생님이 굉장히 꼼꼼했고 긍정적이었기 때문이라고. 남편은 긍정적인 사람이 열심히 한다고 믿는 사람이다.

후에 알게 된 것이었지만 남편은 내가 희미하게 두 줄로 보이는 임테기를 들고 와서 판독을 요청할 때가 가장 미웠다고 한다. 두 줄이 아닌 임테기를 보면서 남편도 속상했는데 자신에게 "아니다"라고 말해 줘야 하는 나쁜 역할까지 떠넘겨 버리는 내가 미웠다고 한다.

지금도 남편은 나한테 이렇게 말한다. "나 어제 악몽을 꿨어." 내가 뭐였냐고 물어보면 "셋째를 임신하는 꿈이었어"란다. 그렇게 말할 만큼 우리한테 아기를 갖고 출산을 하기까지는 정말 롤러코스터 꼭대기에 항상 올라가 있는 것과 같았다. 물론 어린아이를 키우고 있는 지금도 항상 안심할 수는 없지만, 그때와 비교해 보면 지금은 천국이다.

우리는
이 과정이 어려우면 어려울수록
아이를 왜 가져야 하는지에 대한
힘든 답변에 더더욱 가까워진다.

글을 마무리하면서

아이를 키우는 자격이 필요할까? | 마무리

아이를 키우는 자격이 필요할까?

 선진국의 사례들을 보면 입양과정이 굉장히 까다로운 것을 볼 수 있다. 입양과정이 까다로운 이유는 이 절차를 길고 힘들게 만들수록 그것을 견디지 못하는 사람들은 떨어져 나가고 힘든 그 과정을 함께 견뎌 내는 부부들만 입양을 할 수 있게 만들기 위함이며, 나는 이에 전적으로 동의한다.

 아마도 부모가 되기 위해서도 이런 과정을 거쳐야 하지 않나 싶다. 아이를 키우는 사람들은 100이면 100, 키우는 것이 얼마나 힘든 일인지 공감할 것이다.

농경시대와 공장에서 인력이 필요한 산업 시대에 당연히 아이는 '자산'이었다. 하지만 지금은 아이는 '부채'라는 말이 있다. 쓴웃음을 짓게 만들지만 사실이다. 그런데도 아이를 왜 가져야 하냐는 질문에는 논리적으로 답변하기 참 힘들다.

아이를 키우기 위한 경제적인 부분도 절대 무시할 수 없다. "응, 그냥 아이는 낳아 놓으면 저절로 커." 이런 말은 옛날 농경사회에서나 할 수 있는 말이 되었다. 더 이상 이런 무책임한 말은 할 수 없다.

아이를 왜 갖고 싶은 것일까?

우리 커플이 한 아이를 제대로 키울 수 있는 경제적인 준비가 되었는지? 어떠한 비바람이 불어도 커플이 함께 견뎌 낼 수 있는 성숙한 부부관계를 만들어 놓았는지 고민하고 또 고민하게 된다. 우리는 이 과정이 어려우면 어려울수록 아이를 왜 가져야 하는지에 대한 힘든 답변에 더더욱 가까워진다.

마무리

 이 책의 초판이 출판되기까지 만 5년이란 시간이 걸렸다. 그때의 기억을 되새겨 기록하는 중간중간에 눈물이 나서 매번 중도에 펜을 놓았기 때문이다. 이 기록들은 그때 당시부터 시작해서 1년, 2년 정도의 기간에 걸쳐 기록한 글들인데 3년 차 정도 되었을 때 글들을 정리하려고 해도 감정이 북받쳐서 오랫동안 손대지 못했다. 3년 차라면 한참 쌍둥이들이 예쁘고 나의 하루하루가 행복할 때였는데 왜 이런 기억을 상기시키면서 기록하려고 하는지 나 스스로를 이해하지 못했다.

신기하게 한 5년 차 정도 되니 이 글들이 객관적으로 보이기 시작했다. 왜 그때 그렇게 감정적이었는지. 심지어는 3년이 지난 시점에도 그렇게 감정적이었는지. 5년이나 지나서야 객관적으로 보이며 그 당시 어떠한 감정의 오류에 내가 사로잡혀 제대로 보지 못했던 것인지가 보이기 시작했다. 5년이란 시간이 지난 후에야 말이다. 감정에 사로잡힌 나의 생각도 그대로 살리려고 노력했고 그 감정에 빠지게 한 오류가 무엇인지 또한 지적하면서 다듬은 글들이다. 그렇기 때문에 만일 난임을 겪고 있는 사람들이 이 책을 읽으면 공감되는 부분이 있을 수 있고 그 공감되는 부분에서 어떻게 보아야 좀 더 상황을 객관적으로 볼 수 있는지 판단하는 데 도움이 될 것이라고 본다. 내 감정에만 치우쳤으면 공감에 그쳤을 텐데 그나마 충분한 힐링의 시간이 지났기 때문에 그 시간들을 좀 더 이성적으로 다듬을 수 있었다.

글을 쓰고 다듬는 작업이 끝나면 또다시 나의 일상으로 돌아가 사랑하는 우리 쌍둥이들과 대면한다. 정말 얼마나 힘들게 아이들을 낳았는지를 생각하면 쌍둥이들을 새롭게 보게 된다. 하지만 그런 순간도 얼마 지속되지 않는다.

솔직히 육아란 현재 내가 직면하고 있는 새로운 도전과제이다. 한 살 때는 단지 좀 걷기만 해라, 아니면 말을 알아듣기만 해라 했는데 두 살, 세 살, 네 살 각각 해가 넘어가면서 새로운 도전과제가 생긴다. 얘가 왜 말이 늦지? 넘어졌는데 괜찮을까? 밥을 왜 이렇게 안 먹지? 기저귀는 언제 떼지? 왜 이렇게 자주 아픈 걸까? 유치원에선 잘 생활할까? 한글은 언제 떼지? 벌써 말을 안 듣는데 어떡하지? 정말 한도 끝도 없다.

두 살의 행동을 좀 알겠다고 생각하면 아이는 벌써 세 살이 되어 있고 세 살의 행동을 알겠다고 생각하면 네 살이 되어 있다. 내가 아이를 파악하는 시간보다 더 빠르게 자라고 있는 것을 보면 매일매일 아이들과 교류하는 것은 새로운 육아의 도전과제이다.

내가 일을 10년을 하면 일에 대한 노하우가 생기지만 다섯 살 아이는 나를 기다려 주지 않고 여섯 살이 되기 때문에 내가 다섯 살에 대한 노하우가 생기게 되면 난 여섯 살에 대해 새롭게 공부해야 한다. 참으로 육아가 어려울 수밖에 없는 구조이다.

내가 언제 난임의 힘든 일들을 겪었던가? 그게 과연 그렇게 힘들었던가? 생각이 들 정도다. 어렵고 어렵다. 하지만 반면에 행복하고 또 행복하다. 그 어려움이 언제 그랬냐는 듯 없어져 버리고 새로운 어려움에 봉착했다는 것은 참으로 신기한 것 아닌가? 분명히 그럴 날이 올 것이다. 내가 언제 그렇게 힘들었냐고 생각이 들 날들이 말이다.

서평 모음

아이의 탄생은 누구를 위한 것일까? | 왜 내가 시험관 시술을 극도로 두려워했던가 | 임신에 대해서 진지하게 생각하고 있는 분들에게 권합니다 | 난임을 극복할 수 있는 정말로 절실한 책 | 불편하지만 극복할 수밖에 없는 이야기 | 난임을 겪는 부부의 가려운 곳을 시원스레 긁어준 책 | 출판사 서평

'솔직한 산토스'
아이의 탄생은 누구를 위한 것일까?

얼마 전 우리 부부도 난임치료로 유명한 병원에 갔다. 사람이 생각보다 너무 많았다.

둘 다 일하면서 병원 시간 맞추기 힘들어 새벽부터 상담 가능한 병원으로 예약, 3번이나 방문하고 돈은 40만 원이나 썼으며 피를 어찌나 뽑아 댔는지.

그러면서도 불경스럽게도(?) 마음 한구석에는, '진짜 이런 거 싫다… 애는 꼭 가져야 하는 걸까…'라는 생각이 있었다. 간절히 바라도 안 될 마당에.

지인 소개로 읽게 된 『나는 난임이다』 책. 책이 어렵거나 두껍지 않아서 지하철 타고 왔다 갔다 하면서 금방 읽었다.

저자가 오만 가지 시행착오 끝에 쌍둥이를 출산한 나이와 내 지금의 나이가 마흔 언저리의 노산으로 비슷하고… 일하면서 출산 준비하는 여러 상황들이 유사해서 몹시 몰입해서 읽었다.

근거 없는 긍정을 심어 주거나 가벼운 책이 아니라서 좋았다. 출산을 준비하거나 난임에 대한 기술적인 접근을 하는 책들은 많지만… 예비 엄마가 되기 위해 겪을 수밖에 없는 불편하고 고통스러운 난임의 임신과정에 대한 생생한 정보는 사실 카페 가입해서 활동하지 않는 이상 별로 없다는 게 난 항상 갈증이었다.

모든 사람마다 상황은 다르지만 그래도 난임을 겪는 이 수많은 사람들이 공통으로 경험하는 불편한 과정들이 있을 텐데….

그래서 『나는 난임이다』 책은 난임의 고통을 겪는 많은 사람을 위해 분명 저자 스스로도 느꼈을 갈증 때문에 쓴 책인 것 같단 생각이 들었다.

그들이 겪는 많은 감정의 변화들과 수많은 의사들을 찾아다니고 병원을 유랑해야 하는 좌절되고 힘든 과정에서, "그래 어려운 거야. 너무 힘들어 ㅠㅠ 힘내"라는 근거 없는 긍정이나 토닥거림보다는, "어려워요, 그렇지만 이럴 때는 이렇게 해봤고 저럴 때는 저렇게 해봤어요. 이 점은 효과적이지 않았고 이 부분은 조금 효율적이었다고 생각해 봅니다. 그래서 여러분과 그런 과정 공유해 봅니다" 등등의 자세로 쓴 것 같았다.

저자의 체계적인 공감대 형성과 근거 있는 경험 공유가 도움이 된다.

난임이라는 단어를 쓰기조차도 거북할 수 있지만 현대사회에서 훨씬 피곤하게 사는 현대인인데 난임이라고 부정적인 마인드를 가질 필요 없다는 점 등등. 복합적인 상황에서 다양한 정보를 활용하고 어떠한 마음가짐을 가져서 생명체를 탄생시킬 수 있었는지 많은 난임부부들이 원하는 딱 그런 내용인 것 같다.

특히 의사에 관한 결정, 시험관 시술에 대한 정보, 자연임신에 대한 미련한 집착, 출산을 위한 노력, 이런 게 상당히 도움이 됐다.

마음가짐이 중요하다는 점도, 누구나 쉽게 할 수 있는 흔한 말이지만 왜 중요한지 근거를 댔다는 점에서 인상적이었다.

저자가 아무리 건강한 체질이더라도, 그냥 노산을 인정하고 과학기술의 힘을 빨리 빌리지… 자연임신에 되게 집착한다고 생각했는데, 내가 반대로 그 상황이 되어, 결혼한 지 10년이 넘고 나이도 많고 점점 조급한 마음이 들며 남들과 비교되는 상황이면 그런 객관적인 판단을 할 수 있을까 싶기도 했다.

사실 나, 저자처럼…
애를 왜 가져야 하는가에 관한 질문에 아직 대답을 못 했었다.

난 세상이 아름답다고 생각해본 적이 없다.

인간으로 태어났고 먹고살기 위해 노력해야 하는 존재가 되다 보니 그냥 열심히 살아야겠다고 생각하는 것일 뿐.

그래서 이런 세상에 내가 왜, 나처럼 생각할지 모르는 또 하나의 생명체를 탄생시켜야 하나, 고민이었다. 순전히 '부모를 위한' 생명 탄생 아닌가.

아이가 태어나면 그 아이가 줄 행복, 그 생명체를 키우면서 내가 느낄 또 다른 인생의 경험. 다 좋은데, 다 내 관점에서 생각하면 흥분되는 경험인데… 반대로 애 입장에서 생각해 보면, 글쎄, 애는 이 세상에 태어나서 끊임없는 삶의 고민 과정을 꼭 겪어야 할까, 그게 걱정이었다.

분명 내 애라면… "엄마 아빠는 나를 왜 태어나게 했어요?"라고 물을 텐데, 난 그때 뭐라고 답하지. "미안, 엄마도 똑같이 고민이었어, 할아버지 할머니도 대답이 없더라고, 나도 너에게 줄 명확한 대답은 없구나, 나를 위해 너를 태어나게 했어, 그래서 스무 살까지는 양육의 책임을 지려고, 그동안 서로의 행복을 위해 노력해 보자, 스무 살까지 너도 삶을 고민해 보고, 그 이후에는 너도 네 온전한 삶을 살렴"

이래야 하나….

 나도 내 피 섞인 조카가 5명이나 되고 그들과 놀아 주고 얘기하는 거 너무 행복하다. 근데 그들을 바라보고 있으면, 딱 10살까지 아무 생각 없을 때까지 좋고, 그 이후에는 살기 위해 버둥거려야 하는데… 내가 미쳤는지, 안타까운 생각이 든다.
 너무 사랑하기 때문에 어지러운 세상에 나오게 하고 싶지 않다는… 이상한 논리가 내 머릿속에 펼쳐진다.

 애 낳을지 말지에 답은 없다고 하는데 답은 사실 있다고 생각한다. 부모의 이기심을 위한 새 생명 탄생이다. 그저 부모로서, 인간으로서, 그렇게 말하기 거북해서 답은 없다고 말하지 않나 싶다. 이기심으로 낳았기에 그 존재에 대한 양육의 책임을 지고 희생을 하는 것이고(어른들이 선택해서 태어나게 한 생명을 키우는 데 희생이란 표현이 맞는지 모르겠지만).

 한편으로 그냥 '그래, 이기심으로 낳는 거지 뭐. 그만큼 책임감 있게 잘 키우면 되지'라고 받아들이면 마음이 편해진다.

그런 의미에서 『나는 난임이다』 책을 읽으면서 한편에 응어리처럼 남아 있던 무거움이 이상하게 좀 가벼워졌다. 생명체를 바라보는 시각부터 그 생명체를 탄생시키기 위한 실질적인 준비까지.

이기심을 받아들이고 인정하면 편해지듯, 노산을 인정하고 그것을 도와줄 과학기술이 있음을 감사히 받아들이고, 나는 노산이 될 동안 대신 다른 경험을 쌓느라 애 경험이 늦어짐을 또 편하게 받아들이고.

그런 순응의 과정에서 느낄 수 있다는 점에서 『나는 난임이다』를 유익하고 마음 편하게 읽었다. 머리 복잡하고 고민 많으며 지쳐 가는 많은 부부들에게 추천하고 싶다.

'보리의 깨알 이야기'
왜 내가 시험관 시술을
극도로 두려워했던가

 난임에 관련된 책을 처음으로 접해 보았다. 보면서 얼마나 공감되고 감정이 북받치던지 한시라도 눈을 뗄 수 없어서 새벽까지 읽어 내려갔다. 저자도 난임이었지만 지금은 쌍둥이를 출산했으니… 결국 자연임신이든 시험관이든 출산만 하면 그래도 좋겠다 싶은 마음이다.
 내가 임신을 두려워하던 계기는 인공수정하고 나서 온몸에 혹이 이곳저곳 생겨 병에 대한 트라우마가 시작되었는데 이것은 결국 시험관에 대한 두려움이었다.

"마음을 비우라고? 이 말은 고문이다."

너무나 뻔한 얘기들, 마음을 편히 가져라. 내가 난임이라는 사실을 받아들이기 힘들 때 그 고뇌와 슬픔, 나도 느끼고 난임부부들 모두 느끼겠지….

시험관 시술을 권유했던 나의 첫 진료 의사 그리고 저자도 똑같은 경험. 미련하게도 답은 정해져 있으나 다른 곳을 향해 가는 나를 보았다.

왜 내가 시험관 시술을 극도로 두려워하는지 저자도 똑같이 느꼈던 그 감정. 확률과 과학적인 방법이 있는데도 다른 방법을 생각하는 나…. 책에서 내 감정을 위로받았다.

"일을 해야 하는가 말아야 하는가 / 일을 하면서 난임치료를 병행할 수 있을까?"

결국 나는 일을 그만두었지만 계속 재취업하려고 노력 중이고 과연 시험관을 하면서 일을 병행할 것인가 아니면? 그러한 문제의 명쾌한 답이 담겨져 있다.

"운동은 해야 하나 말아야 하나."

운동중독에 가까울 정도로 운동을 너무 좋아하는데 운동

을 과연 해야 하나 말아야 하나의 명쾌한 해답이 들어 있다.

"임신이 안 될 때 주변사람들과의 관계."

다들 결혼하고 임신하고. 난 그것에 대한 축복에 대해 질투하고 시기하고 왜 이래야 하나 감정이 격동되었다. '저자도 나와 똑같은 걸 느꼈구나' 해서 눈물이 난다.

시험관, 그렇게 확률이 떨어지지 않는구나. 왠지 위안이 된다. 희망은 있다. 저자도 말하고 있고 주변 사람들도 말하고 있다. 다만 난 내가 난임이라는 사실을 이제 현실을 직시하고 실천을 해야만 한다.

시험관에 대한 두려움과 미래에 대한 불안을 버리기로 다짐을 했다. 가끔 누군가 출산과 임신에 대해 묻는다면 길 가다가도 눈물을 흘렸던 내 모습도 이겨 내고 싶다(속으로든 겉으로든).

나의 감정을 치유할 수 있었던 좋은 책. 난임부부라면 꼭 읽었으면 좋겠다.

'Hanari'
임신에 대해서 진지하게 생각하고 있는 분들에게 권합니다

임신과 관련해서 이런저런 생각이 드는 생각보다 몰입해서 읽을 수 있었던 책입니다.

나이를 먹어 가면서 조금씩 비혼에 관한 생각이 강해지고 있습니다. 이유가 딱히 있는 것보다는 조금씩 굳이 결혼해야 하나? 싶은 생각이 강해지더군요. 그러다 보니 임신에 대해서도 별 감흥이 없습니다. 솔직히 말하자면 아이를 별로 좋아하는 편이 아니라서 더욱 관심이 없었습니다. 다만 가끔 뉴스를 볼 때마다, 왜 '아이는 그토록 원하는 사람은 갖기 힘들고 원치 않은 임신은 왜 그리 잘 되는가?' 하는 씁쓸함이 들 때는 있습니다. 가끔 저 아이가 다른 집에 태어났더라면 참 좋을 텐데 싶은 그런 생각 말입니다.

주변에 임신 때문에 고생하신 분이 여럿 있습니다. 나이가 많으셔서 그런 경우도 있고 이유 없이 자연임신이 안 돼서 결국 시험관을 택하시는 분들도 있었지요. 시험관에 대한 부정적인 생각 때문에 자연임신을 고집하다가 결국 시험관을 택하신 분도 계셨습니다. 그리고 대체로 한 번에 성공을 못 하고 여러 번 실패를 맛보고 나서야 겨우 임신하거나 결국 포기하시더군요. 그래도 확실히 고생해서 아이를 얻어서 그런지 아이가 태어나고 아이 때문에 자기 힘들거나 온몸이 아픈데도 시험관 때보단 나은 것 같다고 하시더라고요. 뭔가 미리 고통을 익혀둔 탓에 좋았다고 해야 하는 것인지 묘하기는 합니다마는 여하간 그 과정이 쉽지 않다는 건 여실히 느껴졌습니다. 더욱이 꼭 지정된 날짜에 병원을 방문해야 해서 회사를 그만두기까지 하면서 시험관에 도전하는 분도 계셨으니 참 이래저래 힘든 일이구나 싶더군요.

그래도 저에게는 좀 먼 나라의 이야기였습니다. 아무래도 자주 만난다고 해도 힘든 이야기만 주고받지는 않기도 하고, 혹여 말실수를 할까 봐 서로 다른 주제로 이야기하기도 했지요. 그리고 일단 결혼조차 할지 의문인 제게 임신이란 너무 먼 세상이었으므로 그냥 그런가 보다, 힘들겠지, 이러면서 넘어갔습니다. 그러던 차에 만난 『나는 난임이다』라는 책은 좀 생소했습니다. 이걸 무슨 재미로 읽어야 하나, 또 힘들단 이야기만 있겠지, 이거 읽다가 나만 더 스트레스받는 게 아닐까? 하는 생각이 머리를 강타했습니다마는 그래도 읽어 봤습니다. 아무래도 주변에 난임으로 시험관 시도하신 분들이 생각보다 많았기 때문에 궁금했거든요. 다행히 읽어서 후회하진 않았습니다. 오히려 배운 게 많습니다. 물론 난임이셔서 시험관을 생각하셔야 하는 분들, 난임임을 인정하고 싶지 않은 분들, 자연임신을 위해 준비하고 싶은 분들께서 한번 읽어 보시면 좋을 것 같아요.

책도 두껍지 않고 어려운 용어가 막 나열된 것도 아닙니다. 저자가 힘들다고 하소연하는 이야기도 아니고, 이렇게 해야 됩니다! 라고 주장하지도 않아요. 그저 저자는 자신이 처한 상황과 어떻게 난임임을 받아들이고 시험관을 하게 되었는지, 그 과정에서 힘든 일과 알아 뒀으면 좋았을 법한 이야기들, 그리고 결국 쌍둥이를 임신하게 된 이야기까지 매우 자연스럽게 풀어냅니다. 임신과 관련 없다 믿었던 사람들까지 그렇군, 하며 고개를 끄덕이게 해 줄 이야기가 많더라고요. 폭넓게 보면 인간 심리에 대한 이야기도 한답니다. 지금은 제 주변에 이제 결혼이나 임신에 대해 별생각 없는 분들이 더 많으셔서 이 책을 추천해 드릴 분은 없지만, 임신에 대해서 진지하게 생각하고 있는 분들은 한번 읽어 보셔도 될 것 같아요.

나이가 어리다고 자연임신이 되는 건 아니죠. 여러 가지 복합적인 요인 때문에 나이와 관련 없이 시험관을 선택해야 할 때도 있습니다. 시험관뿐만 아니라 자연임신이 되기 위해서 노력해야 하는데 어떤 노력이 실제로 저자에게 도움이 되었는지 명확히 기재되어 있어요. 그래서 자연임신부터 시험관을 준비하시는 분들까지, 나는 그래도 자연임신을 해 보고 싶은데 하며 고민되시는 분들까지 임신에 대해서 생각해 보시는 분들이나 주변에 그런 분들 때문에 좀 더 배우고 싶은 분들에게 도움이 될 것 같아요. 부부가 읽어 보면 더 좋을 것 같습니다. 생각보다 너무 집중해서 읽어서 놀랐습니다. 저와는 먼 이야기 같지만 미리 읽어 두는 것도 나쁘진 않은 것 같아요.

'예예어뭉'
난임을 극복할 수 있는 정말로 절실한 책

    대한민국의 저출산으로 인해 사회적으로 많은 문제가 되고 있는 요즘 인위적으로 임신을 안 하려고 하는 가정이 있는 반면에 임신을 하고 싶지만 그러지 못하는 가정이 주변을 돌아보면 많이 있는 것 같습니다. 특히나 현대 사회에 있어서 인스턴트 음식과 패스트푸드 음식이 늘어나면서 적어도 한 달에 한 번씩은 이러한 음식들을 안 먹는 가정이 없을 정도로 과거와는 다른 환경 속에서 난임인 가정이 늘어나고 있다는 것을 보고, 주변에서도 많은 안타까움

속에 있는 지인들을 보곤 했습니다. 난임일수록 불안하고 초조하지만 잘 극복하는 지인들을 보면 정말로 대단하다는 생각을 했지만, 이 도서의 제목 『나는 난임이다』를 보자마자 난임을 어떻게 잘 극복할 수 있는가에 대한 많은 위로를 안겨줄 현대인들에게 꼭 필요한 책이 아닌가 생각이 들어서 이렇게 읽어 보기 시작했습니다.

난임으로 인해 시험관 아이를 가지기 위해 어떻게 진행이 되고 또 그 절차들에 있어서 남성과 여성이 어떠한 마음가짐을 유지해야 하는지에 대해 잘 배울 수 있었습니다. 그뿐만 아니라 난임으로 인한 심리적인 불안감이 있더라도 꾸준하게 임신이 될 때까지, 노력을 중단하지 말고 끈기를 가져야 한다는 사실을 배울 수 있었습니다. 그만큼 임신이 어려운 당사자들이기에 많은 희망과 용기, 그리고 당부의 메시지 또한 전해 주고 있었습니다.

대한민국의 젊은이들의 평균 결혼 연령이 높아지면서, 난임이 많아지는 대한민국 부부에게 꼭 필요한 도서라고 느꼈습니다. 난임을 극복할 수 있는 정말로 절실한 책인 것 같습니다.

'날마다 한걸음'
불편하지만 극복할 수밖에 없는 이야기

    한 쌍의 남녀가 결혼하고 부부가 됨으로써 동시에 2세에 대해 생각을 하게 된다. 그러나 현시대의 추세는 조금 더 둘만의 시간을 갖기도 하고 아니면 자녀에 관한 생각을 접으며 살아가는 부부들도 있다. 잠시 여기서 짚고 넘어가는 것은 결혼생활 10년 후 아기를 원했던 저자는 난임판정을 받게 되고 원인불명의 난임부터 시작으로 하여 시험관까지 해왔던 과정 또한 출산까지의 내용들이 적혀 있다. 난임이란? 자연적으로 임신을 할 수 없는 것을 뜻하는 것이다.

이 책을 접하기 전에는 난임으로 고통을 받는 지인들이 생각나기 마련이다. 아이를 원하는데 쉽게 오지 않은 아기, 그동안의 노력, 돈을 허비하며 마지막 차선책인 시험관 시술에 이르기까지 보았던 심리적 현황까지.

나는 자연임신으로 자녀를 두었기에 난임으로 힘들어하는 지인을 볼 때마다 내가 오히려 안쓰러움과 미안함이 느껴졌다. 그렇다고 해서 격려와 도움 되는 말들을 또한 쉽게 할 수도 없기 마련이다. 그 또한 상처가 될 수 있기 때문이다.

난임이지만 정확한 진단명이 아닌, 원인불명의 난임, 또한 산과가 아닌 난임클리닉으로 방문해야 하는 중압감까지, 남들처럼 쉽게 아기를 잉태하는 임신이 아닌 과학적인 의료의 시술을 받아야 하는 불편하지만 극복할 수밖에 없었던 저자의 모습을 그려낸 자전적 에세이다. 또한 37세(만 35세)부터는 고령임신이기에 더욱더 필요한 검사까지 있기에 글을 읽어 감에 따라 같은 여성으로서 마음이 아파지지만 어쨌든 표지의 부제목처럼 쌍둥이를 출산하셨기에 한편으로는 안심하며 읽어간 책이다. 난임으로 힘들어하는 분에게는 조심스럽게 읽기를 권해 본다.

저자의 글처럼 저자의 난임부터 시작하여 고령임신, 그리고 출산까지의 과정을 보면서 어떠한 것이 차이점이 있는지 확인해 보는 것도 좋다는 생각이 든다.

'블루문'

난임을 겪는 부부의 가려운 곳을 시원스레 긁어 준 책

'난임'은 불치병과 난치병의 경계처럼, 난임의 원인을 알 수 없는 경우에 붙이는 말이다. 사실 원인을 몰라 치료하기 힘든 경우가 대부분이다. 주변에서 난임으로 고생한 경우를 몇 번 봤다. 5년, 8년, 길게는 13년까지 아기를 갖지 못한 기간과 원인은 달랐지만, 그들이 겪는 치료과정과 심적 고통은 거의 흡사했다. 무엇보다 그들의 고통과 눈물을 누구도 대신할 수 없다는 공통점을 갖고 있었다.

지금은 난임클리닉이나 난임 전문 병원이 늘어 예전보다 신속하고 전문적으로 치료를 받을 수 있지만, 치료를 받는 동안의 육체적 고통과 심적 부담은 여전히 여성에게 집중되어 있다. 그들은 어디 가서 시원하게 하소연할 수 없고, 아프다고 내색 못 하는 긴 치료를 겪으면서 계속되는 실패에도 결코 포기할 수 없어 더욱 고통스러워했다. 평생 함께할 가정을 꿈꾸는 부부에게는 '아기'가 무엇보다 중요하고 소중하기 때문이다.

『나는 난임이다』를 쓴 저자 또한 같은 고통을 겪었다. 원인 모를 난임에서 고령임신에 이르기까지. 그녀가 겪은 좌절과 눈물의 시간이 고스란히 한 권에 압축되어 있다. 손바닥보다 조금 큰 크기의 작은 책이 가볍게 읽히지 않는다.

난임 기간 가장 힘든 일 중에 하나가 어디 가서 하소연할 수 없다는 것이다. 시원하게 사정을 퍼붓기라도 하면 좀 나을 것 같은데, 결혼을 하지 않는 친구는 그 절실함을 모르고, 결혼한 친구는 이미 아이와 행복하게 지내고 있어 말 꺼내기가 쉽지 않다. 가족 또한 나보다도 심각하게 받아들이니 이런 경우엔 의지해야 할 가족마저 스트레스를 가중시킨다. '난임'은 오롯이 부부 또는 아내의 몫이 될 수밖에 없다.

실제 경험을 적어 내려간 이 책은 난임을 겪는 부부의 가려운 곳을 시원스레 긁어 주기도 하고, 자신의 고통을 가감 없이 밝혀 눈시울을 붉히게 만들기도 한다. 생명을 잉태한다는 것은 슬픔과 기쁨이 교차하는 귀한 일임이 분명하다. 누군가는 너무 쉽게 자주 잉태를 하게 되어 고통스럽고, 또 어느 누군가는 간절히 바라는데도 되지 않아 고통스러운 일. 그런 일 앞에서 쉽게 위로의 말을 뱉을 수 있는 사람은 많지 않을 것이다.

그럴 때 작고 따뜻한 이 책을 쥐여 주면 어떨까? 때로는 백 마디 천 마디의 말과 커다란 몸짓보다 작은 책 한 권이 많은 것을 대변해 준다.

출판사 서평

난임 극복 과정 공유, 위로와 희망의 메시지 되다

  이미 스테디셀러로 자리 잡은 『나는 난임이다』의 개정판에서는 독자들에게 좀 더 객관적인 정보를 제공하고자 관련 논문 등에서 발췌한 통계자료를 삽입하였다. 또한 이미 책을 읽은 독자들이 직접 쓴 서평들도 삽입함으로써, 많은 난임 커플들에게 혼자가 아니라는 위로와 난관을 충분히 이겨 낼 수 있다는 용기를 북돋아 주고 있다.

  간절한 원함이 무수한 난관을 만났음에도 불구하고 이루

어졌을 때, 자신과 비슷한 상황에 있는 많은 이들에게 자신의 경험을 바탕으로 한 상당히 객관적인 정보를 나누려는 사람은 그리 많지 않다. 힘들었던 상황을 굳이 다시 기억을 해야 한다는 것도 불편할 것이고, 그 모든 과정을 일면식도 없는 불특정 다수에게 활자를 통해 전달하기 위해 애를 써야 한다는 것도 버거운 일이다. 그 힘든 일을 해냈다는 측면에서, 이 책의 저자는 박수를 받아 마땅하다.

무너진 당연을 필연으로 만들기까지

나이가 차면 결혼하는 것이 상식이었던 때는 지났다. 결혼을 했다면 아이를 가지는 게 상식인 때도 이미 아니다. 이런 시대에 저자는 꽤 이른 나이에 결혼을 했다. 하지만 아이를 낳는 것은 미루었다. 여러 가지 이유가 있었지만, 자신과 남편이 아이를 맞이할 준비를 제대로 하고 싶었기 때문이다. 10여 년이 지나, 부부는 멋진 가족공동체를 꾸릴 만큼 정서적으로도 경제적으로도 성숙해졌기에 아이를 만나기로 한다. 그런데 아이는 '당연히' 오지 않았다.

마음만 먹으면 언제라도 당연히 임신이 가능할 것이라 여겼다. 누구보다 건강한 자신이 난임 선고를 받으리라고는 꿈에도 생각할 수 없었다. 그래서 아이를 갖기로 하고 나서 부부는 산전검사를 철저히 한 후, 자연임신을 '당연히' 기대하며 1년을 보냈다. 아이는 오지 않았다.

처음 방문한 난임병원에서 자궁선근증으로 인한 난임일 가능성을 진단받는다. 의사는 몇 가지 이유로 바로 시험관 시술을 권한다. 도저히 받아들일 수 없는 진단이었다. 다른 진단을 내려줄 의사를 찾았다. '나는 당연히 자연임신을 할 수 있고, 해야 한다'라는 전제를 두둔해 줄 의사를 찾은 것이다. 고생은 고생대로 했고, 몸과 마음은 지쳤으며, 아이를 낳을 수 없을지도 모른다는 불안감은 커지기만 했다. 결국 시험관 시술을 결정하고 천신만고 끝에 두 번째 시험관 시술이 성공하고, 극심한 입덧으로 인해 고생은 하였지만, 드디어 쌍둥이 딸을 만나게 된다.

원인불명 난임, 시험관 시술을 통해 극복 가능

저자는 말한다. 부부가 아이를 원한다는 뚜렷한 목표가 있다면, 그런데 원인불명 난임인 것을 알았다면, 실력과 인격을 믿을 수 있어 라포르가 형성된 의사와 함께 목표에 이르는 가장 빠르고 효율적인 방법을 찾는 것이 현명하다고. 갈수록 결혼이 늦어지고 있고, 현대인들은 각종 스트레스에 노출되어 있어, 난임이 될 확률도 점점 더 높아지고 있다. 그러니 원인불명 난임 진단을 부인하거나 부끄러워할 필요가 없으며, 하루라도 빨리 적극적으로 과학적·통계적으로 검증된 방법을 통해 아이를 가질 수 있는 방법을 찾아야 한다는 것이다.

시험관 시술은 여러 측면에서 매우 고되고 어려운 과정이지만, 자연임신보다 오히려 시험관 시술을 통한 임신 확률이 더 높다는 것도 알려 준다. 두 경우 모두 신생아의 신체적 건강 측면에서도 특정 질병을 타고날 확률에 차이를 보이지 않는다고 보고되고 있음도 언급한다. 무엇보다, 시험관 시술을 통해 낳은 아이든, 자연임신을 통해 낳은 아이든 그 존재의 값어치는 동일하다는 것을 강조한다.

희망고문이 아닌 객관적인 정보를 통한 위로와 희망

"물에 빠진 사람이 지푸라기라도 잡는 심정으로"란 말을 우리는 자주 쓰고 듣는다. 절박한 사람들은 지푸라기같이 쓸모도 없는 것에도 혹한다는 말이기도 하다. 저자 역시 '자연임신을 할 수 있다, 해야 한다'는 희망을 버리지 못했을 때, 여기저기서 들려오는 정보에 마음이 쏠렸다. 누군가 이런 방법으로 임신을 했다는 근거도 불충분한 소식에 혹시 나도 그럴 수 있을 것 같은 착각에 빠지기도 했다. 난임이 죄도 흠도 아닌데 그것을 부정하느라 바른 정보에 귀를 막거나 자의적으로 해석하는 우도 범했다. 그러다 결국 시간을 낭비했다.

저자는, 이처럼 외부에 의해 혹은 스스로에 의해 헛된 희망으로 고문당하고 있는 난임 커플들에게 자신이 겪었던 경험을 솔직하고 담백하게 털어놓음으로써, 독자에게 공감과 위로를 주고 싶어 한다. 한 걸음 더 나아가, 잘못된 희망을 털어 버리고 시험관 시술을 선택하고 시행하는 과정에서 겪은 것을 매우 소상하게 기록함과 동시에 난임 관련 객관적 통계자료를 제시함으로써, 난임 커플들에게 또 그 주변인들에게 난임을 극복할 수 있는 실질적인 도움을 주고자 한다.

저자의 말대로, 난임은 난임이 아닌 세상이 도래할 가능성이 크다. 그만큼 앞으로는 자연임신이 당연하지 않을 것이란 말이다. 따라서 난임, 특히 원인불명 난임으로 진단받은 커플들이라면, 이 책을 통해 위로와 바른 희망을 얻을 수 있을 것이며, 시험관 시술을 선택하는 데 대한 두려움을 덜게 될 것이다.

미술작가 박미라
표지 작가 소개

표지 작가의 말

 윤금정 작가와의 인연은 그림을 통해 시작되었다. 그림을 알려 드리면서 자주는 아니지만, 지속해서 만남을 이어 나가게 되었고 자연스럽게 그녀의 이야기를 들을 수 있었다. 그러던 어느 날 책 한 권을 건네주셨다. 책을 읽으며 그동안 마주했던 귀여운 쌍둥이들에 관한 이야기를 알게 되었다. 미혼인 내가 아직 경험해 보지 못한 임신과 출산에 대해 간접적으로 접하게 되었다. 사실 이제 난임은 특별하고 소수에게만 적용되는 것이 아니다. 주변 친구들이나 지인들도 경험하고 있는 자연스러운 일이 되었다. 그렇지만 나조차도 이를 금기된 말이나 된 것처럼 꺼내기 어렵게 생각했던 것이 사실이다.

 표지 작업을 하면서 염두에 뒀던 점은 생명에 대해 기다림과 설렘, 모성을 담는 것이었다. 또 난임을 두려워하거나 금기된 것처럼 여기는 것이 아니라 난임을 인정하는 것이 새 생명을 만나는 제일 빠른 길이라는 작가의 말처럼 희망과 용기를 담고 싶었다. 모성을 상징하는 접시꽃과 기쁜 소식을 기다리는 마음과 출발, 새로운 생명에 대한 이미지를 담은 달걀을 떠올리며 작업을 했다. 내가 작업을 하면서 느꼈던 따듯하고 긍정적인 마음들이 표지를 보는 독자들에게도 전해지기를 바라 본다.

표지 작가 소개

박미라는 도시의 산책자가 되어 주변을 산책하며, 그 이면에 숨겨진 검은 그림자들을 들추어 기록하는 작업을 하고 있다. 「북노마드 a.space, 래빗홀」, 「ALounge 갤러리, 검은 산책」 등 수많은 개인전과 「경기천년 도큐페스타(경기 아카이브_지금,)」, 「신한갤러리 역삼, 3인의 목격자」, 「예술의 전당, 코리아 투모로우」, 「고양 아람미술관, 신화와 전설」 등 다수의 그룹전 및 기획전에 참여하며 활발한 활동을 하고 있다.

참고자료

(1) 강지연. 불임 클리닉의 "자연임신": 자연의 경계를 재구성하는 생의학의 수사. 서울대학교 비교문화연구소. 비교문화연구 제18집 2호(2012). 각주 14, 15번

(2) 김윤미, 노주희. 난임 여성의 난임관련 삶의 질 영향요인. 전북대학교 간호대학 간호과학연구소. 여성건강간호학회지 2020-26. 각주 8, 10, 11번

(3) 황나미 외 4명, 2015년도 난임부부 지원사업평가 및 난임원인 분석 정책보고서. 보건복지부 한국보건사회연구원. 정책보고서 2016-31. 각주 3번

(4) 황나미 외 8명. 난임치료 확대 등 난임 지원을 위한 실태 및 제도 개선 방안. 보건복지부 한국보건사회연구원. 정책보고서 2019-28. 각주 2, 5, 7, 9, 12, 13, 16, 19, 20번

(5) Beth A. Malizia, M.D., Michele R. Hacker, Sc.D., M.S.P.H., and Alan S. Penzias, M.D.. Cumulative Live-Birth Rates after In Vitro Fertilization. the New England Journal of Medicine 2009. 각주 18번

(6) Eisenberg, 2012: Karlar & Molinaro 2008; Hart & Norman, 2013. 각주 21번

(7) Hugh S. Tayor, Lubna Pal, Emre Seli. Speroff's Clinical Gynecologic Endocrinology and Infertility, Ninth Edition. LWW. 2019. 각주 17번

(8) Lee SY, Kim EJ, Park JS, Byun SJ, Oh M, Lee SL, et al. The 2018 national survey on fertility and family health and welfare. Sejong: Korea Institute for Health and Social Affairs; 2018 Dec. Report No.: Policy Report 2018-37. 각주 1번

나는 난임이다
난임은 희망의 메시지

초 판 1쇄 발행 2018년 3월 30일
개정판 1쇄 발행 2021년 2월 15일

지은이 윤금정
펴낸이 윤금정
펴낸곳 맥스밀리언북하우스(Maxmillian Book House)
출판등록 제2018-000052호

디자인 박예은
편집 박예은
검수 정은지, 이현
교정 양수진
마케팅 고은빛, 정연우

주소 서울특별시 강남구 논현로 158길 19, 301호 (신사동)
이메일 maxmillianbookhouse@naver.com
홈페이지 https://blog.naver.com/maxmillianbookhouse
인스타그램 instagram.com/maxmillianbookhouse @맥스밀리언북하우스
네이버포스트 https://m.post.naver.com/maxmillianbookhouse

ISBN 979-11-90859-05-9(13510)
값 13,000원

- 이 책의 판권은 지은이와 맥스밀리언북하우스에 있습니다.
- 이 책 내용의 전부 또는 일부를 재사용하려면 반드시 양측의 서면 동의를 받아야 합니다.
- 잘못된 책은 구입하신 곳에서 바꾸어 드립니다.